【新　設】

◆　周術期栄養管理実施加算　270点（1手術に1回）

　管理栄養士が行う手術の前後に必要な栄養管理について算定する。全身麻酔を実施した患者が対象。

※主な算定要件

・専任の管理栄養士が医師と連携し，周術期における栄養管理計画を作成し，術前・術後の栄養管理（スクリーニング，アセスメント，モニタリング，再評価等）を適切に実施した場合に算定できる。

・早期栄養介入管理加算は別に算定できない。

◆　入院栄養管理体制加算　270点/回（入院初日及び退院時）

　特定機能病院の入院患者に対して，病棟に配置された常勤管理栄養士が患者の状態に応じたきめ細かな栄養管理を行う体制について，入院初日及び退院時にそれぞれ1回に限り算定する。

※主な算定要件

・病棟管理栄養士の管理事項

　ア　入院前の食生活等の情報収集，入退院支援部門との連携，入院患者に対する栄養スクリーニング，食物アレルギーの確認，栄養状態の評価及び栄養管理計画の策定

　イ　栄養状態に対する定期的評価，必要に応じたミールラウンド，栄養食事指導または患者の病態等に応じた食事内容の調整等

　ウ　医師，看護師等との当該患者の栄養管理状況等の共有

・栄養サポートチーム加算及び入院栄養食事指導料との併算定はできない。

【見直し】

◆　摂食嚥下機能回復体制加算(摂食機能療法)：摂食嚥下支援加算を改定し，名称を変更

　摂食嚥下障害を有する患者への多職種チームによる摂食機能療法（摂食嚥下リハビリテーション）に対して算定する。

　摂食嚥下機能回復体制加算1　210点（週1回）　　摂食嚥下機能回復体制加算2　190点（週1回）

　摂食嚥下機能回復体制加算3　120点（週1回）

※主な算定要件と施設基準

・内視鏡下機能検査または嚥下造影（月1回以上）の結果に基づく，嚥下機能支援計画書の作成。

・週1回以上のカンファレンスの実施とその結果に基づく上記計画書の変更等の実施。

・加算1，加算2は，以下の職種による摂食嚥下支援チームの設置

　・医師または歯科医師（専任）

　・適切な研修を修了した看護師（専任）または言語聴覚士（専従）

　・管理栄養士（専任）　　　　　　　　　　　　（※必要に応じて他の職種：カンファレンス参加）

・加算3は，チームの設置は不要。専任の医師，看護師または言語聴覚士の従事で算定可（ただし，療養病棟入院料1または入院料2を算定している療養病床患者に限る）。

・施設の経口摂取回復率実績35％以上が，加算1を算定できる。

◆　外来栄養食事指導料の要件の変更

・外来栄養食事指導料1初回を下記に変更（2回目以降は従来と同じ）

　　初　回　　　　　対面　260点/回　　　情報通信機器等を用いた場合　235点/回

・外来栄養食事指導料2を下記に変更

　　初　回　　　　　対面　250点/回　　　情報通信機器等を用いた場合　225点/回

　　2回目以降　　　対面　190点/回　　　情報通信機器等を用いた場合　170点/回

・外来化学療法実施の悪性腫瘍の患者に対して，医師の指示に基づき当該保険医療機関の専門的な知識を有する管理栄養士が具体的な献立等によって指導を行った場合に限り，260点を算定（月1回に限る）。

◆　早期栄養介入管理加算の加算点数の変更（施設基準の追加・変更もあるがここでは略）

・400点→250点（ただし，入室後早期から経腸栄養を開始した場合は，400点）

◆　入院基本料及び特定入院料に係る褥瘡対策の実施内容の明確化

・施設基準の「褥瘡対策の基準」に2項目を追加し，入院患者に対する褥瘡対策を推進する。

Nブックス

改訂 給食の運営
─栄養管理・経営管理─

編著 逸見幾代・平林眞弓

共著 長田早苗・井上典代・渡邉隆子・大原栄二
本間祐子・松藤泰代・田中弘美・井部奈生子
藤井文子・布川育子・大森　聡

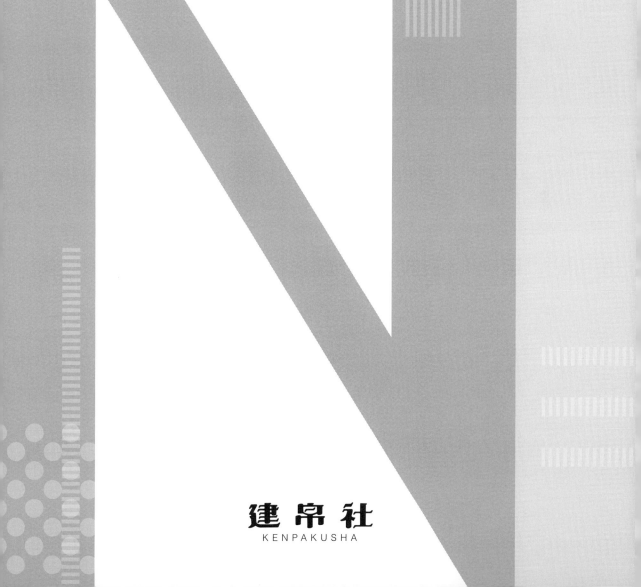

建帛社
KENPAKUSHA

　わが国は世界有数の長寿国となった反面，20世紀からの課題となっているがん，心臓病，脳卒中，糖尿病等の生活習慣病はいまだ増加の一途をたどり，国民医療費も上昇し続けている。人々の生活の営み，ライフスタイルも多様化，個別化，合理化へと変化し続け，栄養・健康状況においても，食生活面で栄養のバランスの偏り，不規則な食事などが課題としてみられるようになってきた。そのような状況から，壮年期死亡の減少，健康寿命の延伸および生活の質（QOL）の向上などを掲げた「健康日本21（第二次）」の展開，健康維持に必要な科学的エビデンスに基づいた「日本人の食事摂取基準」が示され，栄養・食事の指標とされ，個人および特定多数人の食事の場面で行われる「給食」の食事管理，栄養教育などの実践の場で活用されている。

　このような食と健康の背景にある個人の生活の多様化・個別化に伴い，あらゆる対象者の食と健康のための食事給与，食育の専門家など栄養士の職務の範囲も拡大し，さらなる資質向上が求められている。そこでは，栄養士法・健康増進法をはじめとする多くの関係法規が制定されている。

　本書はこの現状を踏まえ，全国栄養士養成施設協会「栄養士養成課程コアカリキュラム」の必須項目に準拠し，給食経営・運営を基礎的かつ専門的事項を体系的に理解しながら学習できるように著わした。基礎知識の修得はもとより，実践の場において管理技術や応用力が発揮できるよう，平易で具体的な内容の記述となるよう努めた。養成校での後続履修となる「給食経営管理実習」へのつなぎや順次性にも配慮している。

　栄養士・管理栄養士を目指す学生諸氏が本書で学び，「食事管理の実践家」として保健・医療，福祉・介護などの各領域での栄養・食事管理に積極的に参画できるよう，諸業務を確かなスキルで円滑に遂行できる力を養い，社会で活かされることを願っている。

　なお，本書の執筆内容に不備な点も多々あろうかと思われる。ご叱責・ご指導をいただければ幸いである。

　おわりに本書出版にあたり，多くの諸著書・文献などを利用させて頂いたことに謝意を表します。また執筆の機会をお与えくださり，刊行まで終始ご尽力いただいた建帛社の皆様に深謝いたします。

　　2017年7月

　　　　　　　　　　　　編者執筆者を代表して　　逸見幾代

改訂版の発行にあたり

　2019（令和元）年6月に，全国栄養士養成施設協会により「栄養士実力認定試験出題基準」が改定され，同12月には厚生労働省より「日本人の食事摂取基準（2020年版)」が公表されました。

　前者には，新たな要素として食物アレルギーへの対応が盛り込まれ，後者は健康の保持・増進，生活習慣病の発症予防及び重症化予防に加え，高齢者の低栄養予防やフレイル予防も視野に入れて策定されました。これらは共に，昨今の栄養・健康に関する課題を反映したものであり，栄養士・管理栄養士養成にとっても重要な事項です。

　そこで，アレルギーに関する項目の新設とそれに伴う章立ての変更，日本人の食事摂取基準（2020年版）への対応，データの更新などを行った改訂版を発行することとしました。

2020年3月

編著者　逸見幾代

給食の運営
目　次

第 1 章

給食の概念

1. 給食の定義と目的

1.1 給食の目的

(1) 給食の定義

1) 給食とは

　給食とは，特定多数人の集団を対象とし，継続的に食事を提供すること，または提供された食事そのもののことである(表1－1)。給食の主な条件は下記の3点である。

①喫食者の食事として，1日1～3回の食事が継続的に提供され，食事のうち給食の占める割合が高いこと。

②食事は，喫食者の嗜好だけでなく，健康な生活が送れるよう栄養面に配慮し，アセスメントに基づいて栄養・食事管理されたものであること。

③給食を効率的かつ安全に運営する経営管理のシステム構築や，マネジメントがなされたものであること。

2) 給食施設の種類

　給食を提供する組織体を給食施設という。給食施設は，①法令，②対象者（喫食者），③経営形態，④供食形態，⑤食事回数，⑥配膳・配食方法などによって分類できる。

① **法令による分類**　　給食に直結する法律であり，栄養士のさまざまな業務の根拠となる法律である健康増進法，および健康増進法施行規則で定められた特定給食施設と，その他の給食施設（小規模給食施設）の2種類がある（表1－2）。

　前者の特定給食施設には，栄養管理をするための基準および管理栄養士・栄養士の配置などが定められている。また，後者は特定給食施設以外の給食施設をさす。

表1－1　給食施設

	条　件	施　設　例
給食施設	特定多数人に対し，継続的に食事を提供する	学校，事業所，病院，高齢者福祉施設，社会福祉施設，自衛隊，寮・寄宿舎，矯正施設など
給食施設以外	不特定の人を対象とする	営業施設（食堂，レストランなど）

表1－2　給食施設の内訳

分　類	内　訳
特定給食施設	約60%（学校30%，児童福祉施設20%，事業所10%）
その他の給食施設	約40%

表1-3　対象者による分類

給食施設	対象・施設例
学　校	児童，生徒（小・中学校，特別支援学校の幼稚部・高等部，定時制高校など）
病　院	入院患者
高齢者福祉施設	高齢者（老人短期入所施設，養護老人ホーム，特別養護老人ホーム，軽費老人ホーム，介護老人保健施設など）
児童福祉施設	乳幼児，児童，生徒，障がい児（助産施設，乳児院，母子生活支援施設，保育所，児童厚生施設，児童養護施設，知的障害児施設，障害児入所施設，児童発達支援センターなど）
社会福祉施設	障がい者（身体障害者更生援護施設，知的障害者援護施設など）
矯正施設	拘置所，刑務所，少年鑑別所，少年院，婦人補導院などの入所者
事業所	労働者（社員食堂，寄宿舎，研修所など）
そのほかの施設	自衛隊，船舶，一般給食センターなど

表1-4　経営形態による分類

経営形態	概　　要
直営方式	対象集団の組織が直接運営する
委託方式	給食専門業者に運営を委託する方式。給食業務全般を委託する方式の他に，洗浄・配膳・下処理など一部を委託する方式がある
準委託方式	経営組織と従業員との消費生活組合や，経営体から給食部門のみを独立させた系列企業が経営する方式
その他	複数の学校，病院および企業体の給食を給食センターが運営する方式など

表1-5　供食形態による分類

供食形態		概　　要
定食方式	単一献立方式	1種類の定食献立。業務効率は良いが，喫食者に選択の自由がない
	複数献立方式	2種類以上の定食から選択できる方式
カフェテリア方式	定量方式	各食器に盛付けられた料理を喫食者が選択する
	バイキング方式	自分の好きな料理を好みの量だけ盛付ける方式
予約方式		食べたい献立を事前に選んでもらう方式。病院の特別メニュー，学校のリクエスト給食など

②　**対象者による分類**　　対象者のライフステージ，疾病の有無などによって学校，病院，高齢者福祉施設，児童福祉施設，事業所などに分類される（表1-3）。各給食施設に関連する法令（学校給食法，医療法，老人福祉法，介護保険法，児童福祉法，労働安全衛生法など）に基づいて運営される。

③　**経営形態による分類**　　直営，委託，準委託などの方式に分けられる（表1-4）。

④　**供食形態による分類**　　定食形式，カフェテリア形式などがある（表1-5）。

⑤　**給食回数による分類**　　1日のうち，給食が出される回数による分類（表1-6）。

⑥　**配膳・配食方式による分類**　　喫食者が配膳，下膳に関わるか否かの分類と，配膳自体の方法や場所による分類がある（表1-7）。

表1-6　給食回数による分類

給食回数	該当施設
1回食	学校，事業所などに多く，主に昼食
2回食	寄宿舎，学生寮などに多く，主に朝食と夕食
3回食	病院，福祉施設（通園施設は除く），矯正施設，自衛隊，船舶など
その他	工場・事業所などの夜勤食・早朝食・残業食など

表1-7　配膳方式による分類

配膳方式	概　要
セルフサービス	配膳・下膳とも喫食者が行う方法
ハーフセルフサービス	配膳は喫食者が行い，下膳は従業員が行う方法
フルサービス	配膳・下膳とも従業員が行う方法
中央配膳	病院給食などで，調理場で1人分ずつ盛付けて配膳車で各病室まで運ぶ。クックチルシステム，ニュークックチルシステムも中央配膳方式に該当する
病棟配膳	調理場から病棟配膳室まで食缶などでまとめて運び，病棟配膳室で盛付け各病室まで運ぶ
食堂配膳	事業所給食などで，食堂で配膳する
弁当方式	弁当により配膳する

（2）給食の意義と目的

1）給食の意義

　給食は，アセスメントに基づいた栄養管理によって，対象者の特性に合わせた適切な栄養量を継続的に給与し，対象者の健康の保持・増進に寄与する。またそれだけでなく，その継続性をいかし，実物教材である給食を通した栄養教育を実践することで，望ましい食習慣の形成にも役立つ。QOL（quality of life；生活の質）の向上はもとより，将来的な生活習慣病の予防，その重症化予防にもつながり，社会的課題である医療費増大を抑制するなど，社会貢献度の高い役割も担っている。

　昨今のライフスタイルの多様化，食の個性化（個人のニーズや嗜好に合わせた食事のとり方），簡素化，女性の社会進出，高齢化，単身生活者の増加，食の外部化（1日3食とも外食の人や，コンビニ弁当，調理済み食品など中食（なかしょく）の比率の高い人も増えている）などの進行により，個人の嗜好や利便性，経済性が優先され，結果として栄養の過不足を招くことが，生活習慣病の要因として顕著化してきている。

　こうした中で，おいしく，衛生的で，栄養バランスのよい食事を継続的に提供し，食習慣の形成も視野に入れた給食には大きな意義があるといえる。

2）給食の目的

　給食の目的は，対象者の健やかな発育・発達，健康の保持・増進，QOLの向上を図るなどの成果・効果を上げることにある。アセスメントに基づき栄養管理された食事を継続的に提供することを通して栄養改善や疾病の予防・治療を行い，給食を通した栄養教育によって喫食者，家族および地域住民の望ましい食習慣形成，食育の推進

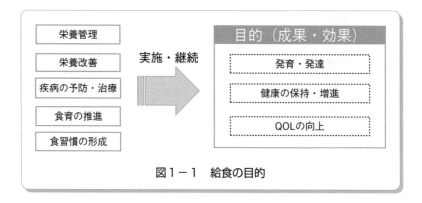

図1－1　給食の目的

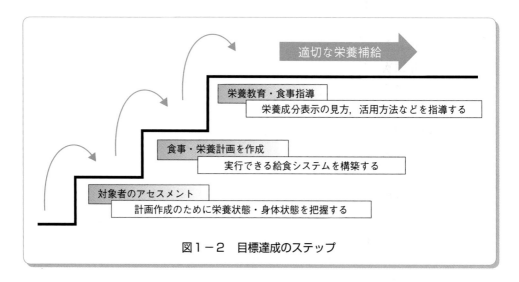

図1－2　目標達成のステップ

を助けて目的の達成を目指す（図1－1）。

　給食は，それらの目的を達成し，喫食者の適切な栄養補給の継続を目標に日々運営するのだが（図1－2），先述のとおり特定多数人を対象にするものであるため，食事の計画，提供に際しては個々人の異なる条件を集約・平均化することとなり，個人にとって重要な要素を見落としてしまう危険性がある。

　そのため，食物アレルギー，病状別禁忌食品，咀嚼・嚥下能力など，非常に重要な個人的要因については**個別対応**が特に重要となる。それ以外にも，喫食者の嗜好を反映させたり，給食が画一的にならないような工夫も必要となる。このように，特定多数人という集団を対象としながら個人にも目を向けるということも，給食を運営していく上で大切な要素となる。

3）給食の歴史と現状

① **明治以前の集団給食の流れ**　集団給食の始まりについては正確な記録は残されていないが，寺社の建立時などに人夫へ提供された食事や，飢饉や災害などの非常時の炊き出しからはじまったものと考えられる。

　鎌倉時代の集団給食の文献記録として残されている典座教訓は，鎌倉時代の僧院の食事の記録として，給食組織や給食担当者の心得を説いているという。

　江戸時代では，幕府が設置した無料の医療施設である小石川療養所における貧困患者に対する食事提供の記録がある。

② **明治時代**　　第一次産業革命による紡績工場での工場給食，軍隊での兵食により，組織的な給食が始まった。このころより西洋医学，近代栄養学などが取り入れられ，当時の軍医総監だった高木兼寛が「脚気対策は食事による」として，兵食から主食の白米を減らし，大麦・野菜・肉類・牛乳を増やして脚気を予防することを提案した。また，貧しい子ども達への慈善事業の性格をもつ学校給食が行われていた。明治後半には食事療養としての考え方の病院給食が始まった。

③ **大正・昭和時代**　　初期は低栄養時代であった。佐伯矩が栄養状態改善を図るため私立栄養研究所，私立栄養学校を設立し，栄養技手を創出し栄養普及に努めた。

　第二次世界大戦以後，昭和20年代に栄養士法，栄養改善法，食品衛生法，学校給食法などが制定され，給食の運営について法的根拠が整備され，ララ（Licensed Agencies for Relif in Asia：LARAアジア救援公認団体）物資による学校給食が開始された。また，1950（昭和25）年には「日本食品標準成分表」が公表された。

　昭和30年代後半からの高度経済成長によって社会が豊かになり，食生活の洋風化が進む。それまでの感染症から脳血管疾患，悪性新生物，心疾患が死因の上位を占めるようになり，疾病構造の変化などが起こった。1970（昭和45）年には「日本人の食事摂取基準」の前身となる「日本人の栄養所要量」が公表された。

　昭和50年代は，少子高齢化，女性の社会進出，ライフスタイルの多様化，飽食の時代といわれ，身体活動量の減少やストレスの増大など健康問題に影響がおよび慢性疾患が増大し，栄養指導が有効視されてきた。1978（昭和53）年には病院においても栄養食事指導加算制度が実施された。

④ **平成・令和**　　より深刻になる高齢化の進行による生活習慣病の増加，それに伴う重症化やフレイル（frailty）の予防，要介護予防などの社会情勢に対応するため，「日本人の栄養所要量」から改定された「日本人の食事摂取基準」は，2019（令和元）年には，2020年版が公表された。また，2020（令和2）年には「日本食品標準成分表2020年版（八訂）」も公表された。給食も社会的要請に応じて，社会的・経済的・文化的背景を捉え，将来を展望しながらこれらを活用することが求められている。

1.2　特定給食施設とは

（1）特定給食施設の定義

1）特定給食施設とは（定義）

　特定給食施設は，法律により下記のように定義づけられている。

　健康増進法第20条第1項：特定かつ多数の者に対して継続的に食事を供給する施設のうち栄養管理が必要なものとして厚生労働省令で定めるものをいう。

表1－8　管理栄養士の配置による給食施設の分類

分　　類			条　件　等
給食施設	特定給食施設	指定施設（必置義務）	一号施設	医学的な管理が必要 1回300食以上または1日750食以上
			二号施設	管理栄養士による特別な栄養管理が必要 1回500食以上または1日1,500食以上
		指定施設以外（努力規定）		管理栄養士の配置に努める 指定施設以外で，1回300食以上または1日750食以上
				栄養士または管理栄養士の配置に努める 1回100食以上または1日250食以上
	その他の給食施設			

健康増進法施行規則第5条：厚生労働省令で定める施設は，継続的に1回100食以上または1日250食以上の食事を供給する施設とする。

　特定かつ多数の者に対して継続的な食事を供給する施設のうち，特定給食施設に該当しないものをその他の給食施設という。

2）特定給食施設の設置施設と分類

　特定給食施設の設置施設には，一般給食センター，事業所，自衛隊，寮，学校，病院，児童福祉施設（保育所），老人福祉施設，介護老人保健施設，社会福祉施設，矯正施設などがある。

　健康増進法には，第21条第1項に「特定給食施設であって特別の栄養管理が必要なものとして厚生労働省令で定めるところにより都道府県知事が指定する者の設置者は，当該特定給食施設に管理栄養士を置かなければならない。」とする管理栄養士の必置義務規定が，同条第2項には第1項以外の特定給食施設には「栄養士または管理栄養士を置くように努めなければならない」とする努力規定が定められている。

　必置義務に該当する施設を指定施設とよび，健康増進法施行規則第7条に定められている条件により一号施設，二号施設に分けられる。

　また，努力規定が該当する施設のうち，健康増進法施行規則第8条に定められる施設については，配置努力をする栄養士のうち「少なくとも1人は管理栄養士であるように努めなければならない」としている（表1－8）。

（2）特定給食施設と栄養士の役割

　特定給食施設における栄養士・管理栄養士の役割は，栄養士法および健康増進法に規定されており，主に次の2つの目的を実現することである。

目的①：栄養管理・栄養教育　　特定多数人の対象集団（喫食者）の特性を的確に把握し，それに応じて健康の保持・増進，回復，健やかな成育に資する栄養・食事計画を立て，食事を調製，提供することが主な役割となる。さらに，栄養教育を行い健康の保持・増進，および望ましい食習慣の形成を支援することも大きな役割である。

表1-9　特定給食施設における栄養士・管理栄養士の職務

所　　属	職　　務
特定給食施設の栄養部門，給食部門の管理者	特定多数人に対し栄養・食事管理を実施し，給食の経営計画を立てる。組織のマネジメント，個別の栄養管理・食事管理の統制，栄養教育支援を行う ・特定保健指導では，効果が上がるようにするために，給食を通じて支援し，喫食者の健康づくりに寄与する ・給食を通じて食育の推進を図ることにより，健全な食生活を営むことができるように関わる
都道府県等の行政栄養士	特定給食施設に対する栄養指導員として，監督，指導業務を行う ・保健所に所属し，保健所管内の複数の給食施設の給食管理や衛生管理の指導，各種給食施設の栄養士・管理栄養士への助言，施設間栄養士・管理栄養士の連携を支援する
受託給食会社	給食施設の運営に関するマネジメント全般，喫食者の栄養管理，健康管理などを行う
食品の生産・流通，加工食品の生産，給食施設・設備関連企業	行政，各施設の栄養士・管理栄養士と情報交換し，商品（製品）の開発，コンサルテーション（専門の知識を有する専門家の立場から，客観的に現象を分析して問題点や原因を指摘し，指導または は対策案を示すこと）を行う

目的②：給食の運営管理　　従業員の教育指導，食事環境の整備，採算性を考えた経営など，栄養・食事管理サービスを効率的かつ安全に運営するためのシステム構築と，生産管理や経営管理のマネジメント理論や手法を給食に応用展開する。

　特定給食施設，および特定給食に関わる栄養士・管理栄養士の職務例を表1-9に示す。

　また，先述したとおり指定施設には，喫食者（対象者）が医学的な管理を必要とする場合（一号施設）と，提供食数が多い場合（二号施設）の2つがある（表1-8）。それぞれにおける役割と必要とされる能力は以下の通りである。

① **医学的な管理を必要とする施設（一号施設）**　　対象者のアセスメント，およびアセスメントに基づく栄養補給量の決定をする。また，高度で専門的な医学・栄養学的専門知識や技術を用いた栄養教育を行う。他部門（医師，薬剤師，看護師，総務・人事部など）との連携，情報の共有化が必要である。

② **提供食数が多い施設（二号施設）**　　対象者の個人差（年齢構成，身体活動レベルなど，複数の給与栄養量の設定が必要となり，個人に対応した食事提供するための栄養学的専門知識やマネジメント能力が必要とされる。

　業務上では，施設特性，経営方針，規模などに伴い，食種やサービス方法の多様化への対応，経営効果の良い運営方法の考案など，給食部門業務全般のマネジメント力が求められる。

　栄養士・管理栄養士には，共に上記のように専門知識，リーダーシップやマネジメント能力，コミュニケーション能力が必要とされる。施設の規模が大きくなるにしたがって栄養部門の従事者数も多くなるため，組織全体を統制する能力が一層求められる。

表1-10　給食運営のサブシステムの構成

システム構成	10のサブシステムの概要
実働作業システム 実際に食事を作って提供するシステム	①栄養管理：喫食者に適正な食事を提供する ②食材管理：提供食事の素材購入，保管 ③品質管理：適正な品質の食事を作るための標準化 ④生産・調理管理：食材，調理，食事への工程管理 ⑤提供管理：できあがった食事の適正配膳・配食 ⑥衛生・安全管理：衛生的で安全な食事管理
支援システム 実働作業システムを合理的，効率的に機能させるために支援するシステム	⑦施設・設備管理：適正な食事環境の設計・整備 ⑧人事事務管理：適正組織人員配置，教育訓練，評価 ⑨原価管理：計画的な収支バランス原価管理 ⑩情報管理：IT活用で効率的栄養・食事・経営管理

（3）特定給食施設の運営形態

1）給食システムの運営形態

給食施設では，それぞれの施設の目的に応じて給食の運営管理を円滑に行うために，システムを構築，運営する。この運営システムは，多岐にわたる業務を管理する複数の管理システム（サブシステム）により，全体の流れで経営管理全体を網羅するシステム（トータルシステム）を構成して生産・サービスを行うものである。

サブシステムは，実働作業システム，支援システムの大きく2つのグループに分類され，それぞれが細かな業務の管理システムで構成される（表1-10）。

実働作業システムは，給食を作る業務に直接関わるもの，支援システムは実働作業システムを円滑に推進するためのものである。

給食システムの構築には，それぞれの給食施設における目的を踏まえ，給食施設設置者の経営方針や理念，さらには喫食者のニーズを反映させる。

2）給食システムの評価

10のサブシステムの経過および結果について評価する。トータルシステムとしては，喫食者の健康の保持・増進への寄与，経済的効率性，喫食者の満足度などについて評価する。

2．行政指導と関係法規

2.1　給食の位置づけ

（1）健康増進法・同施行規則

特定給食施設は，法律，政令（施行令），省令（施行規則），告示，通知・通達などの各種法令や，都道府県規則・条例（地方自治体が法律や政令を実施するために規定する）などに基づき，適正に運用されなければならない。特定給食施設全般に共通するものや，各種特定給食施設に関する法律の種類と内容を表1-11に，規則およびガイドラインなどを表1-12に示した。

健康増進法および健康増進法施行規則には，特定給食施設の開設にあたり，事業の開始から1か月以内にその施設の所在地の都道府県知事への届出をする義務が定めら

表1-11　給食運営に関係する主な法律

特定給食施設	法　律	内　容
全　般	栄養士法	栄養士，管理栄養士全般の職務・資格に関わる事項を定めた法律
	健康増進法	国民の健康増進と現代病予防を目的として制定された。国民健康・栄養調査，保健指導，特定給食施設，特別用途表示および食事摂取基準などについて定められている
	食品衛生法	食品の安全性の確保のために公衆衛生の見地から必要な規制その他の措置を講ずることにより，飲食に起因する衛生上の危害の発生を防止し，もって国民の健康の保護を図ることを目的に制定された
	労働基準法	「労働権」の規定に基づいて制定された，統一的な労働者のための保護法
	労働安全衛生法	労働者の安全と健康を確保するとともに，快適な職場環境の形成を促進することを目的に制定された法律
	調理師法	調理師の資格等を定めて，調理従事者の資質向上，ひいては国民の食生活向上に資することを目的に制定された
児童福祉施設	児童福祉法	児童の福祉に関わる公的機関および施設の組織や事業内容について定められた法律
学　校	学校給食法	義務教育諸学校における学校給食および学校給食を活用した食に関する指導の実施に関する事項を定めた法律。この法律の趣旨にのっとり，学校給食実施基準が定められている
	学校教育法	現行学校制度の基本を規定した法律
社会福祉施設	社会福祉法	社会福祉の目的や理念，原則に関する事項を定めた法律。各種の社会福祉関連法における福祉サービスに共通する基本的事項も規定されている
	障害者総合支援法*	障害者および障害児の福祉の増進を図るとともに，障害の有無にかかわらず国民が相互に人格と個性を尊重し安心して暮らすことのできる地域社会の実現に寄与することを目的に制定された法律
高齢者介護施設	介護保険法	高齢者が1人であっても生活できるように，病院での病気の治療や，病院や福祉施設でのリハビリテーションを行いやすい環境を作るために，介護保険制度を設けて全国民で高齢者の生活をささえるための法律
	老人福祉法	高齢者の心身の健康の保持や生活の安定など，高齢者の福祉を図ることを目的として定められた法律
	高齢者の医療の確保に関する法律	国民の高齢期における適切な医療の確保を図るため，医療費の適正化を推進するための計画の作成および保険者による健康診査等の実施に関する措置を講ずるとともに，前期高齢者に係る保険者間の費用負担の調整，後期高齢者に対する適切な医療の給付等を行うために必要な制度を設け，もって国民保健の向上および高齢者の福祉の増進を図ることを目的とした法律
	医療法	医療を受ける者の利益の保護および良質かつ適切な医療を効率的に提供する体制の確保を図り，国民の健康の保持に寄与することを目的とした法律
病　院	医療法	同上
	健康保険法	労働者の業務外の事由による疾病，負傷もしくは死亡または出産およびその被扶養者の疾病，負傷，死亡または出産に関して保険給付を行い，もって国民の生活の安定と福祉の向上に寄与することを目的とした法律

＊正式名称は「障害者の日常生活及び社会生活を総合的に支援するための法律」

表1−12　給食運営に関する主な規則およびガイドライン等

特定給食施設	規則，ガイドライン等
全　　般	健康増進法施行規則（令） 食品衛生法施行規則（令） 特定給食施設における栄養管理に関する指導及び支援について（通） 大規模食中毒対策等について〔大量調理施設衛生管理マニュアル〕（通） 食品衛生法施行規則の一部を改正する省令の施行について（通） 食品衛生法施行規則の一部を改正する省令の施行等について（通） 労働安全衛生規則（令）
児童福祉施設	児童福祉施設の設備及び運営に関する基準（令） 児童福祉施設における「食事摂取基準」を活用した食事計画について（通） 保育所における調理業務の委託について（通） 児童福祉施設における食事の提供に関する援助及び指導について（通） 児童福祉施設における食事の提供ガイド（報告書）
学　　校	学校給食法施行令 学校給食法施行規則（令） 学校給食実施基準（告） 学校給食衛生管理基準（告）
社会福祉施設	障害者の日常生活及び社会生活を総合的に支援するための法律に基づく障害者 支援施設の設備及び運営に関する基準（令）
高齢者介護施設	特別養護老人ホームの設備及び運営に関する基準（令） 養護老人ホームの設備及び運営に関する基準（令） 指定施設サービス等に要する費用の額の算定に関する基準（告） 指定介護老人福祉施設の人員，設備及び運営に関する基準（令） 介護老人保健施設の人員，施設及び設備並びに運営に関する基準（令） 介護医療院の人員，設備及び運営に関する基準（令） 軽費老人ホームの設備及び運営に関する基準（令）
病　　院	医療法施行規則（令） 入院時食事療養費に係る食事療養及び入院時生活療養費に係る生活療養の実施 上の留意事項について（通） 入院時食事療養及び入院時生活療養の食事の提供たる療養の基準等に係る届出 に関する手続きの取扱いについて（通） 診療報酬の算定方法（告） 医療スタッフの協働・連携によるチーム医療の推進について（通） 医療法の一部を改正する法律の一部の施行について（通） 病院，診療所等の業務委託について（通）
事 業 所	事業附属寄宿舎規程（令） 労働安全衛生規則（令）

（令）＝省令，（告）＝告示，（通）＝通知

れている。これは，特定給食施設に対する指導を効率的に行うという観点からであり，①給食施設の名称・所在地，②給食施設の設置者の氏名・住所（法人にあっては，給食施設の設置者の名称，主たる事務所の所在地・代表者氏名），③給食施設の種類，④給食の開始日または開始予定日，⑤１日の予定給食数と各食ごとの予定給食数，⑥管理栄養士，栄養士の数の各項目を届け出ることとなっている。

　また，健康増進法施行規則には，特定給食施設の管理者は，年に２回，**栄養管理報告書**（p.33，表２−17）を所轄の保健所を通じて都道府県知事に提出しなければならな

いことが記されている。これらを受け，都道府県知事は特定給食施設の設置者に対して栄養管理の実施を確保するため必要があると認めるときは，施設への**指導・助言**を行うことができる。また，管理栄養士必置義務がある施設に管理栄養士を置かず，もしくは適切な栄養管理を行わず，または正当な理由なく適切な栄養管理が行われていない特定給食施設の設置者に対し，管理栄養士を置き，または適切な栄養管理を行うよう勧告することができる。さらに，その勧告を受けた特定給食施設の設置者が，正当な理由なくその勧告に係る措置を取らなかったときは，当該給食施設の設置者に対し，その勧告に係る措置を取るべきことを命ずることができる。さらに栄養管理の実施を確保するため必要があると認めるときは，特定給食施設の設置者もしくは管理者に対しその業務に関し報告をさせる，または栄養指導員を当該施設に立ち入らせる（**立入検査等**），業務の状況もしくは帳簿，書類その他の物件を検査させ，関係者に質問させることができる。栄養指導員とは，住民の健康の増進を図るために必要な栄養指導その他保健指導のうち，特に専門的な知識および技術を必要とするものを行う者である。都道府県知事は，医師または管理栄養士の資格を有する都道府県，保健所を設置する市または特別区の職員のうちからこれを命ずる。

（2）栄養士・管理栄養士の配置規定

栄養士・管理栄養士の配置規定として，先述の通り健康増進法・同法施行規則に努力規定，および必置義務規定が定められている（表1－8）。

その他，各給食施設の関連法令により規定がある場合には，それに従わなければならない。主なものを表1－13に示した。

（3）栄養管理基準の設定

健康増進法施行規則において，栄養管理基準が定められている（第9条第1～5号）。これらの基準に従い，給食の運営を行っていくことが求められている。厚生労働省令で定める基準は，次のとおりである。

① 当該特定給食施設を利用して食事の供給を受ける者（以下「利用者」という）の身体の状況，栄養状態，生活習慣等（以下「身体の状況等」という）を定期的に把握し，これらに基づき，適当な熱量および栄養素の量を満たす食事の提供およびその品質管理を行うとともに，これらの評価を行うように努めること。

② 食事の献立は，身体の状況等のほか，利用者の日常の食事の摂取量，嗜好等に配慮して作成するように努めること。

③ 献立表の掲示並びに熱量およびたんぱく質，脂質，食塩等の主な栄養成分の表示等により，利用者に対して，栄養に関する情報の提供を行うこと。

④ 献立表その他必要な帳簿等を適正に作成し，当該施設に備え付けること。

⑤ 衛生の管理については，食品衛生法その他関係法令の定めるところによること。

表1－13　主な施設の栄養士・管理栄養士の配置規定

施 設 名		配置規定
児童福祉施設	児童養護施設 福祉型障害児入所施設 福祉型児童発達支援センター 児童自立支援施設	必置（40人以下の施設では置かないことができる）
	乳児院	必置（10人未満の施設を除く）
	医療型障害児入所施設	病床数100床以上で1人以上必置
	児童心理治療施設	必置
学　　校		義務教育諸学校または共同調理場において学校給食の栄養に関する専門的事項をつかさどる職員は，教育職員免許法第4条第2項に規定する栄養教諭の免許状を有する者または栄養士法第2条第1項の規定による栄養士の免許を有する者で学校給食の実施に必要な知識もしくは経験を有するものでなければならない
社会福祉施設	特別養護老人ホーム	1人以上必置（入所定員が40人を超えない施設で，他の社会福祉施設等の栄養士との連携により効果的な運営を期待することができる場合で，入所者の処遇に支障がない時は置かないことができる）
	養護老人ホーム	1人以上必置（特別養護老人ホームに併設する入所定員50人未満の施設で，併設する特別養護老人ホームの栄養士との連携により効果的な運営を期待することができ，入所者の処遇に支障がない時は置かないことができる）
	軽費老人ホーム	1人以上必置（入所定員が40人以下または他の社会福祉施設等の栄養士との連携により効果的な運営を期待することができる場合で，入所者の処遇に支障がない時は置かないことができる）
病　　院		病床数100以上の場合は1人以上必置。入所時食事療養および入院時生活療養の食事の提供たる療養は，管理栄養士または栄養士によって行われていること
事 業 所		努力（1回100食以上または1日250食以上の給食を行う時） 必置（事業附属寄宿舎において，1回300食以上の給食を行う時）

文　　献

・岩井達，名倉秀子，松崎政三編著：Nブックス新版　給食経営管理論，建帛社，2020
・韓順子，大中佳子：サクセス管理栄養士講座　給食経営管理論，第一出版，2015
・坂口久美子編，植田哲雄画：エキスパート管理栄養士養成シリーズ　給食経営管理論，化学同人，2006
・国民栄養協会：日本栄養学史，秀潤社，1984
・佐伯矩：日曜報知臨時増刊　時代の尖端を行く最新単位式献立法，報知新聞社，1925
・東京都福祉保健局HP：http://www.fukushihoken.metro.tokyo.jp/kenkou/kenko_zukuri/ei_syo/tokutei/

第 2 章

給食の栄養・食事管理

1. 栄養・食事管理の目的

1.1 給食施設における栄養・食事管理の目的

特定給食施設における**栄養・食事管理**は，特性に合ったエネルギーおよび栄養素の給与栄養目標量や食事形態，個別対応方法を決定することを目的とする。

これは，第1章で述べた給食の目的である喫食者の健康の保持・増進，心身ともに健全な成長・発達，疾病の治療・回復，ならびにQOLの向上を図るためのものであり，そのための手段として**喫食者のアセスメント**に基づいて食事・栄養計画を立て，必要な栄養素が摂取できるよう給与栄養目標量を設定し，特性に応じた食事を提供すること，および栄養教育を行うこととなる。それらを高い水準で円滑に運営するにためには，PDCAサイクル (Plan計画→Do実行→Check検証→Act改善) によるモニタリングの上，必要に応じて見直し，改善を行い，向上を図ることが必要である (図2−1)。

1.2 食事摂取基準の活用

健康な個人，または集団を対象として，健康の保持・増進，生活習慣病の予防のための食事改善に「**日本人の食事摂取基準 (2020年版)**」を活用するには，PDCAサイクルに基づく活用を基本とする。食事摂取状況のアセスメントにより，エネルギー・栄養素の摂取量が適切かどうかを評価し，食事改善計画の立案，食事改善を実施し，それらの評価・検証を行う。その結果を踏まえ，計画や実施の内容を改善する。

(1) 対象者のアセスメント

アセスメント項目は，**性別，年齢，身長，体重，身体活動レベル**等であり，それらの分布や，身長と体重から算出したBMI (Body Mass Index) で**肥満・やせ・標準**の割合を把握する (表2−1)。このとき，職場での健康診断の資料が活用できる場合は，それを用いる。また，喫食者の栄養摂取量および食形態，食生活習慣なども考慮する。

(2) 給与栄養目標量の設定

1) 給与栄養目標量 (栄養計画) に用いる指標

① エネルギーの指標　エネルギーの摂取量と消費量のバランス (エネルギー収支バランス) を維持する指標としてBMI (表2−1) を採用するが，BMIの提示が成人 (18歳以上) に限られているため，あわせて推定エネルギー必要量を参考表とする。

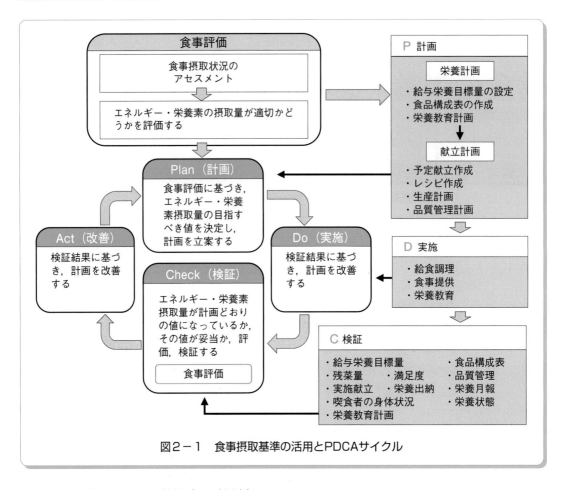

図2-1　食事摂取基準の活用とPDCAサイクル

表2-1　目標とするBMIの範囲（18歳以上）

年　齢	目標とするBMI（kg/m²）
18 ～ 49	18.5 ～ 24.9
50 ～ 64	20.0 ～ 24.9
65 ～ 74	21.5 ～ 24.9
75 以上	21.5 ～ 24.9

$$BMI＝現体重(kg)÷(身長(m))^2$$
$$標準体重＝(身長(m))^2×22 ～ 23$$

出典）日本人の食事摂取基準（2020年版）

②　**栄養素の指標**　推定平均必要量EAR，推奨量RDA，目安量AI，耐容上限量UL，目標量DGの指標が設定されている（図2-2，表2-2）。

1.3　給与栄養目標量の設定

　　エネルギーおよび栄養素量の設定は，各特定給食施設の特性にあった給与栄養目標量を，適切な方法を用いて設定しなければならない。

　　特定給食施設には，関係省庁から給与栄養目標量が示されている施設（**学校，病院，児童福祉施設，自衛隊**等）がある。それ以外の施設は年齢階級別，性別，身体活動レベ

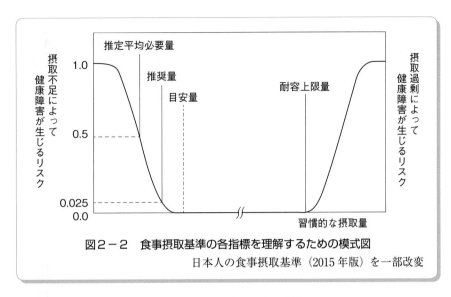

図2-2　食事摂取基準の各指標を理解するための模式図

日本人の食事摂取基準（2015年版）を一部改変

表2-2　食事摂取基準における指標の種類

推定平均必要量：EAR	ある母集団における平均必要量の推定値。ある母体集団に属する50％の人が必要量を満たすと推定される1日の摂取量
推奨量：RDA	ある母体集団のほとんどの人（97〜98％）において1日の必要量を満たすと推定される1日の摂取量
目安量：AI	推定平均必要量および推奨量を算定するのに十分な科学的根拠が得られない場合，特定の集団の人々がある一定の栄養状態を維持するのに十分な量
耐容上限量：UL	ある母集団に属するほとんどすべての人々が，健康障害をもたらす危険がないとみなされる習慣的な摂取量の上限を与える量
目標量：DG	生活習慣病の一次予防を目的として，現在の日本人が当面の目標とすべき摂取量

ル別の人員構成から，「日本人の食事摂取基準」を用いて，施設の特性を考慮して給与栄養目標量を算定する。

（1）給与エネルギー必要量の設定

喫食者の1日当たりの給与エネルギー必要量を算出する。

給与エネルギー必要量は，1種類，または複数算定する場合がある。

1）1種類の給与エネルギー必要量を算定する場合（荷重平均値）

1種類を設定する場合，1日当たり±200kcal程度が許容される範囲とされているので，**推定エネルギー必要量の差が400kcalの範囲に納まる集団の場合は1種類設定**が可能となる（表2-3）。

作成手順

手順1　年齢階級，性別，身体活動レベル別の人員構成を作成する。

手順2　年齢階級の身体活動別ごとの推定エネルギー必要量を算出する。

手順3　推定エネルギー必要量に喫食者の人数を乗じて喫食者総数で除す（荷重平均値）。

表2－3　1種類の給与エネルギー必要量を設定する場合

性　別	年　齢	身体活動レベル	①推定エネルギー必要量 （kcal/日）	②人数（人）	①×②合計 （kcal）日
女	18～29	Ⅰ	1,700	0	0
		Ⅱ	2,000	120	240,000
		Ⅲ	2,300	0	0
	30～49	Ⅰ	1,750	30	52,500
		Ⅱ	2,050	80	164,000
		Ⅲ	2,350	0	0
	50～64	Ⅰ	1,650	0	0
		Ⅱ	1,950	40	78,000
		Ⅲ	2,250	0	0
		合　計		③ 270	④ 534,500
		荷重平均値		④／③	1,980 ≒ 2,000

身体活動レベル係数　低いⅠ：1.50，ふつうⅡ：1.75，高いⅢ：2.00
1日の給与エネルギー量は2,000kcal（荷重平均値）で昼食は700kcal（35%）で設定する。

表2－4　給与エネルギー必要量の給与配分割合

給与エネルギー／日	朝食　　30%	昼食　　35%	夕食　　35%
2,000kcal	600kcal	700kcal	700kcal

手順4　荷重平均値に利用者の特性を反映させて給与エネルギー量必要量とする。
事業所給食は昼食が主であるので，1日の給与栄養量の**35%**と設定する。

注）食事の配分割合は朝食より昼食・夕食を多くする場合が多く，朝食：昼食：夕食の割合を，30%：35%：35%（表2－4）または，2/8：3/8：3/8を用いている施設が多い。

2）複数の給与エネルギー必要量を算定する場合

推定エネルギー必要量の分布状況を確認し，推定エネルギー必要量の近い者（200～400kcal）をグループ化し，給与栄養目標量を何種類か設定することができる。給与エネルギーと推定エネルギーの差は**±200kcal**以内が望ましい（表2－5）。

作成手順（1日分の給与栄養量）

手順1　1種類の給与エネルギー必要量の算定と同様にして荷重平均値を求める。

手順2　荷重平均値を中心に推定エネルギー必要量の低い階級から順に並べ，400kcalごとにグループ化する。

手順3　対象者の特性を考慮し，グループごとの給与エネルギー必要量を算定する。なおグループの数が給与エネルギー必要量の種類数となる。

（2）給与栄養素量の設定

給与エネルギー必要量をもとに算定する。対象となる栄養素は，三大栄養素である

表2－5　複数の給与エネルギー必要量を設定する場合

性　別	年　齢	身体活動レベル*	①推定エネルギー必要量 (kcal/日)	②人　数 (人)	①×②合計 (kcal/日)
男	18～29	I	2,300	0	0
		II	2,650	21	55,650
		III	3,050	0	0
男	30～49	I	2,300	13	29,900
		II	2,700	42	113,400
		III	3,050	0	0
男	50～64	I	2,200	23	50,600
		II	2,600	35	91,000
		III	2,950	0	0
女	18～29	I	1,700	0	0
		II	2,000	54	108,000
		III	2,300	0	0
女	30～49	I	1,750	11	19,250
		II	2,050	43	88,150
		III	2,350	0	0
女	50～64	I	1,650	0	0
		II	1,950	12	23,400
		III	2,250	0	0

＊身体活動レベル係数
低　い I：1.50　ふつう II：1.75
高　い III：2.00

合　計	③ 254	④ 579,350
荷重平均値	④／③ 2,281 ≒ 2,300	

荷重平均値（2,300kcal）を中心に400kcalを目安にグループ化すると下表のように3種類設定できる。

エネルギー必要量 (kcal/日)	人　数	給与エネルギー量 (kcal/日)	推定エネルギーの差 (±200kcal)	昼食・1食分 (kcal) (35%/日)
1,750	11	1,900 (120人)	＋150	665
1,950	12		− 50	
2,000	54		− 100	
2,050	43		− 150	
2,200	23	2,300 (36人)	＋100	805
2,300	13		± 0	
2,600	35		＋100	945
2,650	21		＋ 50	
2,700	42		± 0	

　　たんぱく質，脂質，炭水化物，調整素のビタミンA，ビタミンB₁，ビタミンB₂，
ビタミンC，カルシウム，鉄，食物繊維，食塩相当量を設定するが，これ以外の栄養
素についても喫食者の特性に応じて検討する（表2－6）。
　　給与栄養素量算定に用いる指標は推定平均必要量（EAR）・推奨量（RDA）・目安量（AI）・
耐容上限量（UL），目標量（DG）を用いる。

表2－6　エネルギーと主な栄養素の1日あたり，昼食あたりの給与栄養目標量

給与エネルギー量 (kcal)	① 1,900/日	665/昼食 (35%)	② 2,300/日	805/昼食 (35%)	③ 2,700/日	945/昼食 (35%)
たんぱく質（g）16.5% (13～20%)	78 (62～95)	27 (22～33)	95 (75～115)	33 (26～40)	111 (88～135)	39 (31～47)
脂質（g）25.0% (20～30%)	53 (42～63)	19 (15～22)	64 (51～77)	22 (18～27)	75 (60～90)	26 (21～32)
炭水化物（g）57.5% (50～65%)	273 (238～309)	96 (83～108)	331 (288～374)	116 (101～131)	388 (338～439)	136 (118～154)
ビタミンA（mg） EAR～UL（RDA）	500～2,700 (700)	175～945 (245)	650～2,700 (900)	228～945 (315)	650～2,700 (900)	228～945 (315)
ビタミンB₁（mg） EAR（RDA）以上	0.9(1.1)以上	0.3(0.4)以上	1.2(1.4)以上	0.4(0.5)以上	1.2(1.4)以上	0.4(0.5)以上
ビタミンB₂（mg） EAR（RDA）以上	1.0(1.2)以上	0.3(0.4)以上	1.3(1.6)以上	0.5(0.6)以上	1.3(1.6)以上	0.5(0.6)以上
ビタミンC（mg） EAR（RDA）以上	85(100)以上	30 (35)以上	85(100)以上	30(35)以上	85(100)以上	30(35)以上
カルシウム（mg） EAR～UL（RDA）	550～2,500 (650)	193～875 (228)	650～2,500 (800)	228～875 (280)	650～2,500 (800)	228～875 (280)
鉄（mg） EAR～UL（RDA）	9.0～40 (11.0)	3.2～14 (3.9)	6.5～50 (7.5)	2.3～17.5 (2.6)	6.5～50 (7.5)	2.3～17.5 (2.6)
食物繊維（g） DG	18 以上	6.3 以上	21 以上	7.4 以上	21 以上	7.4 以上
食塩相当（g） DG	6.5 未満	2.3 未満	7.5 未満	2.6 未満	7.5 未満	2.6 未満

※ビタミンA，カルシウム，鉄は推定平均必要量（EAR）を下回らず，耐容上限量（UL）未満とし，推奨量（RDA）を目指す。
※ビタミンB₁，B₂，CはEARを下回らず，RDAを目指す。
※食物繊維は目標量（DG）以上とし，食塩相当量はDG未満とする。
※たんぱく質エネルギー比率は50～64歳（14～20%），65～74歳，75歳以上（15～20%）で男女共に計算する。

表2－7　日本人の食事摂取基準（2020年版）における熱量素の設定

エネルギー産生栄養バランス（%エネルギー）			
年齢	目標値（中央値）：男女共通		
	たんぱく質	脂質	炭水化物
18～49	13～20 (16.5)	20～30 (25)	50～65 (57.5)
50～64	14～20 (17.0)	20～30 (25)	50～65 (57.5)
65～74 75以上	15～20 (17.5)	20～30 (25)	50～65 (57.5)

1. 範囲に関しては，おおむねの値を示したものであり，弾力的に運用すること。
2. 65歳以上の高齢者について，フレイル予防を目的とした量を定めることは難しいが，身長・体重が参照体位に比べて小さい者や，特に75歳以上であって加齢に伴い身体活動が大きく低下した者など，必要エネルギー摂取量が低い者では，下限が推奨量を下回る場合があり得る。この場合でも，下限は推奨量以上とすることが望ましい。

1）熱量素（たんぱく質・脂質・炭水化物）の算定

日本人の食事摂取基準（2020年版）に基づき，たんぱく質・脂質・炭水化物はエネルギー比率で設定する（表2－7）。

2）ビタミン，ミネラル，その他の栄養素の算定

　ビタミン，ミネラル，その他の栄養素は対象者の年齢階級，性別，身体活動レベルを考慮して食事摂取基準の値から算出する。この際，基準値の最も高い対象者が推定平均必要量，目安量を下回る割合が少なくなるように設定すると同時に，耐容上限量を上回らない範囲にあって推奨量，目標量に近い摂取量になるように給与栄養目標量を設定する。また水溶性ビタミンや一部のミネラルについてはその推奨量または目安量に調理損失が考慮されていないので，献立作成時に加味する必要がある。

2．献立計画

2.1　献立作成の条件と方法

（1）献立作成の条件と方法

　設定した給与栄養目標量を摂取するため，1日の食品構成を設定し，対象者の特性に合った献立を立案する。

1）献立作成の手順

手順1　喫食者の給与栄養目標量（栄養基準量）の設定

手順2　給与栄養目標量別の食品構成表の作成（食品群別荷重平均成分表を用いる）

手順3　期間献立の作成

手順4　予定献立の作成

手順5　レシピ（作業指示書）の作成

手順6　実施献立の作成→栄養出納→栄養月報（栄養管理報告書）

（2）対象者の給与栄養目標量（栄養基準量）の設定

　各施設の特性を考慮し，年齢階級，性別，身体活動別の人員構成から日本人の食事摂取基準を用いて算定する（表2-5，表2-6，表2-7，表2-8）。

（3）給与栄養目標量別の食品構成表の作成

　食品構成表とは給与栄養目標量に基づいて使用する食品のバランスを整えるために作成するものであり，ある一定期間において望ましいエネルギーと栄養素量が摂取できるよう，食品群ごとに1日また1回量で使用量の目安を定めたものである。

　献立立案の際に用いることで，簡易的に給与栄養目標量を充足した献立を作成できる。食品構成表を作る際，食品群別の栄養計算には食品群別荷重平均成分表を用いる。

1）食品群別荷重平均成分表の作成

　食品群別荷重平均成分表とは，各施設における一定期間（半年または1年間）に使用した食品を食品群別に分類して100g当たりの数字でまとめ，平均の栄養値を算出したものであり，食品構成表，栄養出納表，栄養月報（栄養管理報告書）の作成時に用いる。食品群の分類は，各監督官庁に提出する報告書の様式に合わせておくとよい。

表2-8　緑黄色野菜を例とした食品群ごとの荷重平均成分値（上段）の算出と食品群別荷重平均成分表（下段）

緑黄色野菜を例とした材料

材料名	期間中の純使用量の総量(kg)	使用材料の割合(%)	使用重量(g)	エネルギー(kcal)	たんぱく質(g)	脂質(g)	炭水化物(g)	カルシウム(mg)	鉄(mg)	ビタミンA(μgRAE)	ビタミンB1(mg)	ビタミンB2(mg)	ビタミンC(mg)	食物繊維(g)	食塩相当量(g)
ほうれんそう	195.4	15.4	15	3	0.3	0.1	0.5	7	0.3	53	0.02	0.03	5	0.4	0.0
こまつな	185.6	14.7	15	2	0.2	0.0	0.4	26	0.4	39	0.01	0.02	6	0.3	0.0
にんじん	358.5	28.4	28	10	0.2	0.1	2.6	8	0.1	202	0.02	0.02	2	0.8	0.0
ピーマン	98.5	7.8	8	2	0.1	0.0	0.4	1	0.0	3	0.00	0.00	6	0.2	0.0
ブロッコリー	70.5	5.6	6	2	0.3	0.0	0.4	3	0.1	5	0.01	0.01	8	0.3	0.0
トマト	186.3	14.8	15	3	0.1	0.0	0.7	1	0.0	7	0.01	0.01	2	0.2	0.0
かぼちゃ(西洋)	167.5	13.3	13	10	0.3	0.0	2.7	2	0.1	43	0.01	0.01	6	0.5	0.0
合　計	1262.3	100	100	32	1.5	0.2	7.7	48	1.0	352	0.08	0.09	35	2.7	0.0

日本食品成分表 2020 年版（八訂）を用いて算出

食品群別荷重平均成分表

食品群分類		エネルギー(kcal)	たんぱく質(g)	脂質(g)	炭水化物(g)	カルシウム(mg)	鉄(mg)	ビタミンA(μgRAE)	ビタミンB1(mg)	ビタミンB2(mg)	ビタミンC(mg)	食物繊維(g)	食塩相当量(g)
穀類	米	342	6.1	0.9	77.6	5	0.8	0	0.08	0.02	0	0.5	0.0
穀類	パン類	296	9.8	6.3	50.0	35	0.7	9	0.09	0.09	1	2.2	0.0
穀類	めん類	173	5.4	0.9	34.3	11	0.6	2	0.03	0.06	2	1.5	0.0
穀類	その他穀類	369	10.5	3.2	72.1	41	0.8	2	0.22	0.12	1	2.6	0.0
いも類	いも	83	1.6	0.2	19.3	14	0.5	0	0.09	0.03	24	1.7	0.0
いも類	いも加工品	177	0.2	0.2	44.1	43	0.4	0	0.00	0.00	0	2.7	0.0
砂糖および甘味料		349	0.1	0.0	89.3	3	0.1	0	0.08	0.00	2	0.4	0.0
豆類	大豆製品	120	8.5	8.4	2.3	154	1.4	0	0.08	0.03	0	0.9	0.1
豆類	大豆・その他の豆類	273	17.8	5.8	37.7	125	3.9	1	0.48	0.14	0	13.3	0.0
種実類		521	17.9	44.1	22.0	808	7.1	5	0.40	0.27	4	10.2	0.0
野菜類	緑黄色野菜	32	1.5	0.2	7.7	48	1.0	352	0.08	0.09	35	2.7	0.0
野菜類	その他の野菜	25	1.1	0.2	5.6	32	0.3	10	0.04	0.03	18	1.7	0.3
野菜類	野菜漬物	64	2.1	0.3	14.5	63	1.9	56	0.08	0.04	9	3.4	4.6
果実類	果実(生)	60	0.9	0.1	15.5	16	0.2	8	0.05	0.03	37	1.3	0.0
果実類	果実加工品	82	0.4	0.1	19.9	4	0.2	10	0.02	0.02	4	1.1	0.0
きのこ類		23	3.3	0.5	7.1	2	0.5	0	0.16	0.22	0	4.9	0.0
藻類		110	9.9	1.2	22.5	174	3.1	70	0.10	0.22	5	9.4	5.0
魚介類	魚介類(生)	146	19.2	6.8	0.2	34	0.6	49	0.18	0.18	1	0.0	0.3
魚介類	干物塩蔵缶詰	209	24.3	11.5	1.3	60	1.0	23	0.11	0.11	1	0.0	1.2
魚介類	練り製品	103	12.1	1.3	10.8	61	0.5	8	0.02	0.05	2	0.0	2.2
肉類	肉類(生)	171	19.7	9.3	0.1	5	0.8	12	0.38	0.19	2	0.1	0.1
肉類	肉加工品	241	15.0	19.3	2.0	8	0.7	1	0.51	0.14	39	0.0	2.3
卵類		142	12.2	10.2	0.4	46	1.5	210	0.06	0.37	0	0.0	0.4
乳類	牛乳	61	3.3	3.8	4.8	110	0.0	38	0.04	0.15	1	0.0	0.1
乳類	乳製品	98	6.9	3.4	9.7	222	0.1	32	0.12	0.29	1	0.0	0.3
油脂類	植物性	775	0.7	83.5	1.9	4	0.1	6	0.01	0.02	0	0.0	1.0
油脂類	動物性	747	0.6	81.2	0.2	15	0.1	552	0.00	0.03	0	0.0	1.7
調味料類	食塩	0	0.0	0.0	0.0	22	0.0	0	0.00	0.00	0	0.0	99.1
調味料類	しょうゆ	61	6.6	0.0	8.8	26	1.4	0	0.05	0.14	0	0.0	13.8
調味料類	みそ	195	12.1	5.4	24.5	102	3.9	7	0.02	0.10	0	4.9	11.5
調味料類	その他の調味料	143	2.4	2.1	24.8	17	0.5	7	0.02	0.04	2	0.5	5.2

病院及び介護保険施設における栄養管理指針ハンドブック 2013 の構成比率を参照し、日本食品成分表 2015 年版（七訂）および 2020 年版（八訂）を用いて算出

作成手順

手順1 各施設1年間または一定の期間の実施献立より，「各食品の総純使用量」の合計値を算出する。

手順2 手順1で確認できた食品を食品分類表の群別に分類して「各食品の総純使用量」の合計値を算出する。

手順3 手順2で計算した各食品群の合計値に対して，その食品群内の各食品が占める使用比率を百分率で求める（表2-8上段）。

使用比率：純使用量(kg)÷純使用量合計(kg)×100

手順4 手順3で求めた各食品の使用比率をそれぞれの食品重量と考えて「日本食品標準成分表2020年版（八訂）」を用いて栄養計算する。

手順5 手順4で求めたそれぞれの食品の栄養価を合計すると，これがその食品群の荷重平均の成分値となり，各食品群別にまとめたものが，食品群別荷重平均成分表である（表2-8下段）。

2）食品構成表の作成

給与栄養目標量から栄養比率を設定して，目標量に合うように食品群別荷重平均成分表を用いて食品構成表を算定する（表2-9）。

作成手順

手順1 栄養比率の目安を設定する（中央値）。

穀類エネルギー比 ：給与エネルギー量×55/100

たんぱく質エネルギー質比：給与エネルギー量×16.5/100

動物性たんぱく質比 ：たんぱく質量×45/100

脂肪エネルギー比 ：給与エネルギー量×25/100

炭水化物エネルギー比 ：給与エネルギー量×57.5/100

手順2 主食となる穀類の純使用量を決める。

給与栄養目標量からエネルギー量の穀類比率55%として，エネルギー量を算出し，米：パン類：めん類：その他の穀類の純使用量を算出する。

手順3 動物性食品の純使用量を決める。

給与エネルギー必要量からたんぱく質比率16.5%でたんぱく質量を算出し，そのうち動物性たんぱく質45%の量を目安に魚介類：肉類：卵類：乳類の純使用量を算出する。

手順4 植物性食品の純使用量を決める。

ビタミン，ミネラル，食物繊維の充足のため，豆類，いも類，緑黄色野菜，その他の野菜，果実類，きのこ類，藻類の純使用量を算出する。

純使用量は，その施設の使用実績から算出する。

手順5 砂糖類の純使用量を決める。

純使用量は，その施設の使用実績から算出する。

手順6 エネルギーの合計値を求める。

表2-9　800kcalの食品構成表（例）

食品群分類		重量(g)	エネルギー(kcal)	たんぱく質(g)	脂質(g)	炭水化物(g)	カルシウム(mg)	鉄(mg)	ビタミンA(μgRAE)	ビタミンB₁(mg)	ビタミンB₂(mg)	ビタミンC(mg)	食物繊維(g)	食塩相当量(g)
穀類	米	80	274	4.9	0.7	62.1	4	0.6	0	0.06	0.02	0	0.4	0.0
	パン類	6	18	0.6	0.4	3.0	2	0.0	0	0.01	0.00	0	0.1	0.0
	めん類	10	17	0.5	0.1	3.4	1	0.1	0	0.00	0.01	0	0.2	0.0
	その他穀類	3	11	0.3	0.1	2.2	1	0.0	0	0.01	0.00	0	0.1	0.0
いも類	いも	25	21	0.4	0.1	4.8	4	0.1	0	0.02	0.01	6	0.4	0.0
	いも加工品	4	7	0.0	0.0	1.8	2	0.0	0	0.00	0.00	0	0.1	0.0
砂糖および甘味料		6	21	0.0	0.0	5.4	0	0.0	0	0.00	0.00	0	0.0	0.0
豆類	大豆製品	35	42	3.0	2.9	0.8	54	0.5	0	0.03	0.01	0	0.3	0.0
	大豆・その他の豆類	10	27	1.8	0.6	3.8	13	0.4	0	0.05	0.01	0	1.3	0.0
種実類		0.5	3	0.1	0.2	0.1	4	0.0	0	0.00	0.00	0	0.1	0.0
野菜類	緑黄色野菜	65	21	1.0	0.1	5.0	31	0.7	229	0.05	0.06	23	1.7	0.0
	その他の野菜	90	23	1.0	0.2	5.1	29	0.3	9	0.03	0.03	16	1.5	0.3
	野菜漬物	1	1	0.0	0.0	0.1	1	0.0	1	0.00	0.00	0	0.1	0.0
果実類	果実	60	36	0.5	0.1	9.3	10	0.1	5	0.03	0.02	22	0.8	0.0
	果実加工品	10	8	0.0	0.0	2.0	0	0.0	1	0.00	0.00	0	0.1	0.0
きのこ類		5	1	0.2	0.0	0.4	0	0.0	0	0.01	0.01	0	0.2	0.0
藻類		1	1	0.1	0.0	0.2	2	0.0	1	0.00	0.00	0	0.1	0.1
魚介類	魚介類(生)	25	36	4.8	1.7	0.1	9	0.2	12	0.03	0.05	0	0.0	0.1
	干物塩蔵缶詰	1	2	0.2	0.1	0.0	1	0.0	0	0.00	0.00	0	0.0	0.1
	練り製品	3	3	0.4	0.0	0.3	2	0.0	0	0.00	0.00	0	0.0	0.1
肉類	肉類(生)	40	68	7.9	3.7	0.0	2	0.3	5	0.15	0.08	1	0.0	0.0
	肉加工品	2	5	0.3	0.4	0.0	0	0.0	0	0.01	0.00	1	0.0	0.0
卵類		10	14	1.2	1.0	0.0	5	0.2	21	0.01	0.04	0	0.0	0.0
乳類	牛乳	40	24	1.3	1.5	2.0	44	0.0	15	0.02	0.06	0	0.0	0.0
	乳製品	10	10	0.7	0.3	1.0	22	0.0	3	0.01	0.03	0	0.0	0.0
油脂類	植物性	4	31	0.0	3.3	0.1	0	0.0	0	0.00	0.00	0	0.0	0.0
	動物性	3	22	0.0	2.4	0.0	0	0.0	17	0.00	0.00	0	0.0	0.1
調味料類	食塩	0.3	0	0.0	0.0	0.0	0	0.0	0	0.00	0.00	0	0.0	0.3
	しょうゆ	6	4	0.4	0.0	0.5	2	0.1	0	0.00	0.01	0	0.0	0.8
	みそ	2	4	0.2	0.1	0.5	2	0.1	0	0.00	0.00	0	0.1	0.2
	その他の調味料	9	13	0.2	0.2	2.2	2	0.0	1	0.00	0.00	0	0.0	0.5
合計		567	768	32.0	20.2	116.2	249	3.7	320	0.53	0.45	69	7.5	2.5

給与栄養目標量		800(690~850)	26~40	18~27	100~130	230~875(280)	3.3~14.0(3.7)	230~945(315)	0.40(0.50)以上	0.50(0.60)以上	30(35)以上	7.4以上	2.6未満

エネルギーの（　）は±10%の範囲を，給与栄養目標量の（　）はRDAを示す。食塩相当量は目標量として柔軟に考える。

手順1～5で求めた純使用量から食品群別荷重平均成分表を用いて栄養量を算出し合計値を求める。たんぱく質は手順4までのたんぱく質の合計で，総たんぱく質量，動物性たんぱく質量の栄養比率を満たすよう調整する。

手順7　油脂類の純使用量を決める。

給与エネルギー必要量と手順6までのエネルギー量合計の差を算出して不足エネルギー量を求める。手順4までの脂質合計と不足エネルギーで脂肪エネルギー比率（25%）を満たすように油脂類の純使用量を算出する。

手順8　各食品群別使用量の栄養価の算出，調整。

食品群別荷重平均成分表（表2-8下段）で各食品群別使用量の栄養価を算出し，給与栄養目標量，栄養比率を満たしているかを確認して過不足を調整する。給与栄養目標量の±10%以上は調整する。

2.2 献立作成

（1）期間献立の作成

　献立は，1週間または10日間程度の一定期間を定めて計画し，主食，主菜，副菜別に立案し，使用材料，調理方法が重複しないように効率よく立案する。料理の品数は施設により異なるが，バランスのよいと思われる一汁三菜やそこにデザートを追加したり，副々菜をデザートに置き換えたりして日本人に不足しがちなビタミン，カルシウムを補う3つの器＋1というスタイルがよく用いられる（図2-3）。

　期間献立の作成により食材購入や調理作業などが計画的に運営でき，円滑に進めることができる。また施設の記念日・行事，誕生日会，季節の行事を年間計画に定めて，毎月の期間献立の際に行事食（表2-10）として組み入れて作成する。

1）期間献立作成の留意点

① 献立作成基準（給与栄養目標量，食品構成表）に基づくようにする。
② 衛生管理を考慮した食材と調理法を用いるようにする。
③ 原価予算内に収まるようにする。
④ 対象者が摂取できる食形態を提供する（表2-11）。
⑤ 対象者の嗜好や生活習慣を考慮する。
⑥ 食事の提供方式を決める（単一定食，複数定食，カフェテリア等）。
⑦ 食材料は旬の食材を使用し，地産地消を優先する。
⑧ 料理の味や調理方法，使用食品を多様化し，彩りも考慮する。
⑨ 施設・設備，人員等の状況（人数・調理技術）を考慮し，時間内に提供できるようにする。

2）期間献立作成手順

手順1　主食を決める（米・パン・めん等）。
手順2　主菜を決める（たんぱく質食品：肉・魚・卵・大豆製品等）。
手順3　料理様式を決める（和食・洋食・中華）。
手順4　主菜の調理方法を決める（煮る・焼く・蒸す・揚げる等）。
手順5　手順2～4に合った料理名を決める。

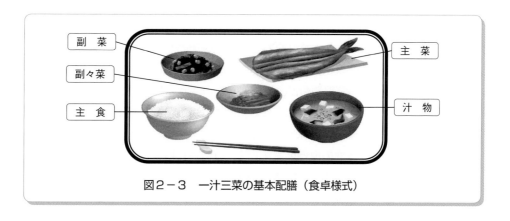

図2-3　一汁三菜の基本配膳（食卓様式）

表2-10　年間行事食の計画例

月	行　事	料理の内容	月	行　事	料理の内容
1	元旦（1日）	おせち料理・雑煮	7	七夕（7日）	そうめん
	七草（7日）	七草粥		海の日（第3月曜日）	行楽弁当
	鏡開き（11日）	おしるこ・ぜんざい		土用の丑の日	うなぎ料理
	成人の日（第2月曜日）	祝い膳（赤飯，鯛の塩焼き）	8	お盆（15日）	精進料理
2	節分（3日）	いわし料理，巻き寿司，大豆料理	9	重陽の節句（9日）	菊ごはん
				十五夜（中～下旬）	月見団子
	バレンタインデー（14日）	チョコレート		お彼岸（20日頃）	おはぎ
3	ひなまつり（3日）	ひな寿司，蛤清汁，ひなあられ，菱餅		敬老の日（第3月曜日）	祝い膳
				秋分の日（23日頃）	松茸御飯
	ホワイトデー（14日）	マシュマロ	10	スポーツの日（第2月曜日）	行楽弁当
	春分の日（20日頃）	ぼた餅		秋祭り（下旬）	祭り寿司
4	入学式（初旬）	祝い膳	11	七五三（15日）	祝い膳，千歳あめ
	花祭り（8日）	甘茶		勤労感謝の日（23日）	祝い膳
	お花見	花見弁当	12	冬至（下旬）	かぼちゃ料理
5	こどもの日（5日）	柏餅，ちまき		クリスマス（25日）	鶏料理，ケーキ
	母の日（第2日曜日）	祝い膳		大晦日（31日）	年越しそば
6	父の日（第3日曜日）	祝い膳	その他	毎月の誕生日会	祝い膳
				創設記念日	祝い膳

表2-11　栄養補給法と食事形態

栄養補給法	経腸栄養法	経口栄養	常食（普通食）
			軟食（きざみ食，ペースト食，ゼリー食，ソフト食，ムース食）
			流動食（自然食ミキサー，成分栄養流動食）
		経管栄養	鼻腔栄養法（自然食ミキサー，成分栄養流動食）
			瘻管栄養法（胃瘻，腸瘻）　成分栄養流動食（自然食ミキサー，成分栄養流動食）
	経静脈栄養法		末梢静脈栄養法
			中心静脈栄養法（高カロリー輸液）

手順6　主食・主菜に合わせて副菜を決める（栄養価の不足分の調整）。

手順7　汁物を決める（毎食につける必要はない）。その際，食塩量に気をつける。

手順8　一定期間の献立を重複しないように材料，料理法に注意する。

手順9　行事食を組み入れて利用者の満足度を高める（表2-10）。

手順10　栄養量を算出し，給与栄養目標量に沿うように調整する。

手順11　献立の原価計算をして，予算内に収まるように調整する。

手順12　手順10と11を考慮し，必要に応じ果物，デザートをつける（表2-12）。

手順13　献立名は朝食，昼食，夕食ごとに，主食・主菜・副菜・汁物・デザート

表２−１２　期間献立計画表（７日間の昼食の例）

		1	2	3	4	5	6	7
主　食		米・パン・麺	米・パン・麺	米・パン・麺	米・パン・麺	米・パン・麺	米・パン・麺	米・パン・麺
主菜	主材料	肉・魚・卵 大豆製品	肉・魚・卵 大豆製品	肉・魚・卵 大豆製品	肉・魚・卵 大豆製品	肉・魚・卵 大豆製品	肉・魚・卵 大豆製品	肉・魚・卵 大豆製品
	様　式	和　洋　中	和　洋　中	和　洋　中	和　洋　中	和　洋　中	和　洋　中	和　洋　中
	調理法	焼・揚・蒸 煮・炒	焼・揚・蒸 煮・炒	焼・揚・蒸 煮・炒	焼・揚・蒸 煮・炒	焼・揚・蒸 煮・炒	焼・揚・蒸 煮・炒	焼・揚・蒸 煮・炒
副菜材料	緑黄色野菜							
	淡色野菜							
	いも類							
	藻　類							
	乳　類							
果物，デザート								
汁　物		有　　無	有　　無	有　　無	有　　無	有　　無	有　　無	有　　無

の順に記載するが，主食・汁物・主菜・副菜・デザートで記載すること
もある。献立名は誰にでもわかりやすい表現を用いる。

3）サイクルメニュー

　期間献立をもとに，献立が重複しないようにパターン化して回転させることで，献立作成の合理化を図る方法である。献立作成の作業の軽減，食材料の計画的購入，調理作業の標準化にもつなげることができる。ただし，マンネリ化を防ぐため常に見直しを行う必要があり，行事食を年間計画に組み込み，毎月のサイクルメニュー作成に反映していくことも必要である。

（2）予定献立

　期間献立から毎日の献立を作成する。食材の購入，レシピ（調理作業指示書）は予定献立に基づいて設定する。

（3）レシピ（調理作業指示書）

　予定献立の調理方法，料理ごとの使用食品（1人分・食数分），調味量の割合，調理手順，使用器機や条件，加熱時間，出来上がりの形態や提供時間を考慮して，作業内容を指示する。

（4）実施献立

　予定献立を実施して，献立の変更がある時，食材の重量の増減等を修正したものである。予定献立と実施献立を比較し，給与栄養目標量，食材原価などの評価を行う。1週間または10日ごとの栄養量の平均が栄養出納，1か月分にまとめ平均した値が栄養月報（栄養管理報告書）である。

2.3　栄養補給法および食事形態の計画

通常の食事が摂取できない対象者がいる病院や，高齢者福祉施設などでは，摂食障害や消化管機能低下による摂食不能や誤嚥のリスクが高まり，特別な栄養補給法や食事形態が必要となる。また，これらの栄養補給・食事形態の計画には医学的な基準のみでなく，心理的，倫理的，社会的要因にも配慮する必要がある。

（1）栄養補給法の種類

経腸栄養法と経静脈栄養法とに大別される（表2-11）。

対象者の摂食機能や**消化機能をアセスメント**し，治療および療養における**栄養サポート**を行うことが必要である。

（2）食事形態

対象者の摂食障害，**消化機能低下や咀嚼・嚥下機能低下**は様々であるが，それぞれの残存機能のアセスメントを行い，他職種スタッフとも連携して対象者のニーズに合ったきめ細やかな内容で**安全性を確保**しなければならない。

また，**経口栄養が長期間持続できるよう食形態を工夫する努力**が必要である。

2.4　供食形態

（1）単一献立方式

給与栄養目標量を摂取するための単一の献立のことで，対象者全員が同じ料理を食する。選択の余地がないので，利用者の嗜好を十分考慮して，**栄養素のバランスを配慮する必要がある。

（2）複数献立方式

栄養量がほぼ同じである2種類以上の献立を作成し，喫食者が選択できる方式である。**主食**（米・パン・めん），**主菜のたんぱく質源**（魚・肉・卵・大豆製品），**料理方法**（煮る・焼く・蒸す・揚げる），**料理様式**（和・洋・中）などを選ばせる方法がある。

（3）カフェテリア方式・バイキング方式

カフェテリア方式：主食，主菜，副菜，汁物，デザート類などの料理を数種類盛り付けて準備し，喫食者の**好みに応じて自由に選択**できる方式である。

バイキング方式：大皿に盛り付けた複数の料理の中から喫食者の好みに応じて**料理と量を自由**に選択できる方式である。

両者とも満足度は高いが，選択の仕方によっては，栄養素のバランスが偏ることもあるので，対象者の栄養教育が必要となる。望ましい選択方法を示したモデル献立やバランスよく選択するための方法をわかりやすくパネル表示することで，栄養の偏りを回避し，同時に栄養教育の媒体にすることもできる。

2.5　献立の展開

　献立の展開とは，各給食施設における基本となる献立を喫食者の身体・生理的状況などに応じた献立にするため，使用する食品や調理方法などを展開することである。例えば，病院等医療機関における**特別食**や，事業所給食施設における**生活習慣病予防食**，保育所・幼稚園・学校給食における**アレルギー対応食**などがある（第4章参照）。

　展開においては，食事摂取基準や給与栄養目標量と比較し，評価を行っていくことが重要である。

3．栄養・食事管理の評価

　個々の喫食者は，食環境や食事の好みなどが異なるため，提供された食事に対する満足感にも差異が生じ，満足でない食事では食べ残し（**残菜**）が増える。また，予定と異なる献立が提供される状況も少なからずあり，そのような献立では目標としていた給与栄養量を満たせない可能性もある。つまり，どんなに良い計画を立て，完璧な栄養・食事管理がなされた食事であっても，喫食者の満足が得られなければ効果は薄れるし，実際に提供された食事の栄養量や残菜量などを考慮して評価を行わなければ，給食の改善につなげていくことはできない。

　そこで，提供した食事が栄養・食事計画，献立計画どおりに実施・運営されたか，喫食者が満足を得られたかを判断する材料として，PDCAサイクルに従い**実施給与栄養量の算出**，**残菜調査**，**嗜好調査**，**食事満足度調査**等の様々な評価を行うことが必要となる。このような多面的評価は，計画の妥当性や実施後の問題点を再検討する資料となり，より良い給食の提供を可能にして喫食率やサービスの向上につながる。同時に，給食従事者自身が食事を提供する目的や重要性を理解する材料にもなる。

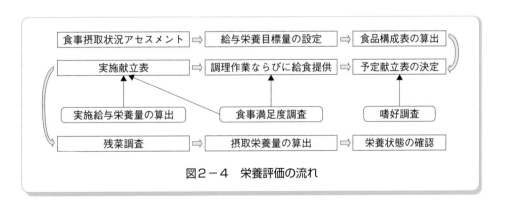

図2-4　栄養評価の流れ

3.1　給与栄養目標量と実施給与栄養量

　計画時の目標である**給与栄養目標量**に対し，実際に給食で提供された栄養量を**実施給与栄養量**という。食材料の入手状況など様々な理由により，**予定献立**や給与栄養目標量を100％充足する食事の提供は容易ではなく，給与栄養目標量と実施給与栄養量

に多少の差が生じる状況は決して少なくない。

　そこで，給食提供時に予定献立表から変更のあった部分については，修正を加えて**実施献立表**とし，実際に喫食者が摂取した栄養量を求める必要がある。

3.2　検　食

　検食とは利用者に給食として提供する前に，給食施設の責任ある立場の者が味，温度，盛付け，彩り，量，テクスチャー，料理全体のバランス，栄養面，衛生面，嗜好面などについてチェックを行うことであり，必ず**検食簿（検食票）**（表2−13）に記録として残す。検食簿には給食提供改善の資料とし，献立作成時の参考にする。検食簿

表2−13　検食簿（例）

| 年　　　月　　　日　　　曜日 天気（　　　） | | | | 検食時刻 | 午後・午前　　　　　時　　　　分 | |

■料理全体の評価

項　　目	評　　価			総　　評
料理・味の組み合わせ方	よ　い	普　通	悪　い	
1人分の分量	多　い	丁度よい	少　ない	
盛り付け方	よ　い	普　通	悪　い	
見た目・彩りなど	よ　い	普　通	悪　い	

■料理別評価

料理名	項　　目	評　　価			総評および所見
主　食	味	よ　い	普　通	悪　い	
	量	多　い	丁度よい	少　ない	
	温　度	適　温	適温でない		
主　菜	味	よ　い	普　通	悪　い	
	量	多　い	丁度よい	少　ない	
	温　度	適　温	適温でない		
副菜1	味	よ　い	普　通	悪　い	
	量	多　い	丁度よい	少　ない	
	温　度	適　温	適温でない		
副菜2	味	よ　い	普　通	悪　い	
	量	多　い	丁度よい	少　ない	
	温　度	適　温	適温でない		
汁　物	味	よ　い	普　通	悪　い	
	量	多　い	丁度よい	少　ない	
	温　度	適　温	適温でない		
その他	味	よ　い	普　通	悪　い	
	量	多　い	丁度よい	少　ない	
	温　度	適　温	適温でない		

■総合評価

優　　　　　良　　　　　可　　　　　不可	検食者 _____ 印 _____

には一定の形式はないが，少なくとも日時，天候，献立名，評価，検食責任者印など
は記入し記録に残す。p.43 も参照されたい。

3.3 残菜・残食調査

　正確な摂取栄養量の算出のため，**残菜調査**（表2−14）を行う。残菜は事業所給食
などでは，一般的に主食・主菜・副菜・汁物（汁と具を分けるためザルを用いる）・その
他用の残菜容器に廃棄して，それぞれの重量を計測，**残菜率**を求める。病院給食や学
校給食など料理ごとの残菜量の調査ができない場合は食器洗浄時に主食・主菜・副菜
別に残菜を測定する。残菜率は施設として一定の基準を設け，その基準を超えた場合
は献立の見直しの対象として，献立計画の評価につなげる資料とする。

表2−14　残菜調査記録表（例）

料理区分		主　食	主　菜	副　菜	汁　物	その他
料理名						
A	仕込食数　　　　　　（食）					
B	でき上がり重量　　　（kg） ◎計量					
C	1人分盛付け予定量　（g） ◎B÷A					
D	残り総重量　　　　　（g） ◎計量					
	盛り残し重量*1 ／ 売れ残り重量*2					
E	供食重量　　　　　　（kg） ◎B−D					
F	供食数　　　　　　　（食） 売上食数					
G	1人分供食量　　　　（g） ◎E÷F					
H	残菜重量　　　　　　（g） ◎計量					
	実　／　汁					
I	残菜率　　　　　　　（%） ◎H÷E×100					
J	1人分残菜重量　　　（g） ◎H÷F					
K	1人分摂取重量　　　（g） ◎G−J					
でき上がり状況（コメント）						
残菜状況（コメント）						

注）ACDFHは整数，それ以外は小数点第1位まで求める
＊1　盛り残し重量：予定食数の食器に盛りきれず残った量
＊2　売れ残り重量：食券が売れずに残った量

　残食は調理した給食数に対して残った食数のことで，学校や保育所，病院などで提供される給食では少ない。一方，事業所給食においては天候や季節，気温，フェアー開催，近隣の外食産業との競合などの影響で残食数が変動するため，残食数は献立計画だけではなく給食管理の評価につながる資料であるといえる。

3.4　嗜好調査

　嗜好調査は喫食者の食事の好み（嗜好）を把握する調査である。調査の内容は料理の種類，調理法，食材，味付け，テクスチャーなどの好みについて調査し，より良い給食の提供を可能にする資料とする。

3.5　推定摂取栄養量，摂取栄養量

　給食の対象は個人の集合した集団であるため，一人ひとりの摂取量を推定することは困難であるが，食材の純使用量，出来上がり重量，盛付け重量，残菜重量などから**実施給与栄養量**を割り出し，個人の**推定摂取栄養量**を求めることができる。

3.6　喫食者の栄養評価

　各給食施設における栄養評価は喫食者の**健康の保持・増進**が目的である。喫食者の身体計測値や生化学的検査結果などによる**栄養状態の確認は栄養・食事管理の結果評価に当たる**。これらの値は必ずしも提供された給食の影響によるものとは断定できないが，栄養評価は定期的に行うことにより栄養・食事管理の改善活動に役立てる。身体計測による栄養評価方法の１つとして，個々のBMIを用いて集団を構成する人のBMIが適正値に留まる者の割合を算出し，その割合ができるだけ多くなるように栄養・食事管理を進めていくとよい。

3.7　食事満足度調査，食事内容の評価

　食事満足度調査（表2-15）は提供した給食に対する満足度を問う調査で，主食，主菜，副菜，汁物，その他について分量や味，温度，テクスチャーについて調べる。食事内容の評価として今後の食事計画の改善につなげる。

3.8　栄養管理報告書，栄養出納表

　健康増進法では，特定給食施設を特定かつ多数の対象者に継続的に食事を供給する施設としている。したがって栄養・食事管理の評価は１回の給食提供で行うのではなく，10日間や１か月，３か月といった一定の期間で行う必要がある。栄養出納表（表2-16）を用いてある期間に提供した食品の配分を割り出し，エネルギーや栄養素の過不足を，**食品群別荷重平均成分表**を用いて算出する。また，栄養出納表をもとに栄養月報（栄養管理報告書）（表2-17）を作成し，保健所等監督官庁への報告書類とする。栄養管理報告書や栄養出納表も一定期間の栄養評価として作成される書類である。

表2-15　食事満足度調査（例）

アンケート

○○△△　栄養科

　　年　　月　　日
お食事についての評価について当てはまるものに○をつけて下さい

◎主食：	悪い←		普通		→良い	◎主菜：	悪い←		普通		→良い
量（多・少）	1	2	3	4	5	量（多・少）	1	2	3	4	5
食感	1	2	3	4	5	食感	1	2	3	4	5
温度	1	2	3	4	5	温度	1	2	3	4	5
盛付け	1	2	3	4	5	盛付け	1	2	3	4	5
◎副菜①：	悪い←		普通		→良い	◎副菜②：	悪い←		普通		→良い
量（多・少）	1	2	3	4	5	量（多・少）	1	2	3	4	5
食感	1	2	3	4	5	食感	1	2	3	4	5
温度	1	2	3	4	5	温度	1	2	3	4	5
盛付け	1	2	3	4	5	盛付け	1	2	3	4	5
◎汁物：	悪い←		普通		→良い	◎その他：	悪い←		普通		→良い
量（多・少）	1	2	3	4	5	量（多・少）	1	2	3	4	5
食感	1	2	3	4	5	食感	1	2	3	4	5
温度	1	2	3	4	5	温度	1	2	3	4	5
盛付け	1	2	3	4	5	盛付け	1	2	3	4	5

ご意見・感想などお書きください

ご協力ありがとうございました。

表2-16　栄養出納表（例）

食品群名		食品構成（g）	純使用量							合計	平均給与量	エネルギー（kcal）	たんぱく質（g）	脂質（g）	炭水化物（g）	食物繊維総量（g）	カルシウム（mg）	鉄（mg）	ビタミン				食塩相当量（g）
			日	日	日	日	日	日	日										A（μg）	B₁（mg）	B₂（mg）	C（mg）	
穀類	米																							
	パン類																							
	めん類																							
	その他穀類・堅果類																							
いも類	じゃがいも類																							
	こんにゃく類																							
砂糖類																								
菓子類																								
油脂類	動物性																							
	植物性																							
豆類	み　そ																							
	大豆製品																							
魚介類	生　物																							
	塩蔵・缶詰																							
	水産ねり製品																							
肉類	生　物																							
	その他加工品																							
卵　類																								
乳類	牛　乳																							
	その他乳製品																							
野菜類	緑黄色野菜類																							
	漬　物																							
	その他の野菜類																							
果実類																								
海藻類																								
調味料類																								
調理加工食品類																								
合計										A	B	C												

給与栄養基準量に対する実施栄養量の比率

・エネルギー
$$\frac{A}{給与栄養基準量} \times 100 = \qquad \%$$

・たんぱく質
$$\frac{B}{給与栄養基準量} \times 100 = \qquad \%$$

・脂　質
$$\frac{C}{給与栄養基準量} \times 100 = \qquad \%$$

・穀類エネルギー比
$$\frac{穀類エネルギー合計}{A} \times 100 = \qquad \%$$

・動物性たんぱく質比
$$\frac{動物性たんぱく質合計}{B} \times 100 = \qquad \%$$

・たんぱく質エネルギー比（P）
$$\frac{B \times 4}{A} \times 100 = \qquad \%$$

・脂質エネルギー比（F）
$$\frac{C \times 9}{A} \times 100 = \qquad \%$$

・炭水化物エネルギー比
$$100 - P - F = \qquad \%$$

所見

表２−１７　栄養管理報告書（給食施設）

栄養管理報告書（給食施設）

＿＿＿＿＿保健所長　殿

　　　　年　　　　月分

施設名
所在地
管理者
電話番号

（健康増進法第21条による管理栄養士必置指定　1 有　2 無）

I 施設種類
1 学校
2 児童福祉施設（保育所以外）
3 社会福祉施設
4 事業所
5 寄宿舎
6 矯正施設
7 自衛隊
8 一般給食センター
9 その他（　　　　）

II 食事区分別1日平均食数及び食材料費

食数及び食材料費	定食（□単一・□選択）・カフェテリア食	その他
朝食	食　食（材・売）　円	
昼食	食　食（材・売）　円	
夕食	食　食（材・売）　円	
夜食	食　食（材・売）　円	
合計	食　食（材・売）　円	
所掲	職員食	
合計	食　　％　喫食率	食　喫食率　　％

III 給食従事者数

	施設側（人）		委託先（人）	
	常勤	非常勤	常勤	非常勤
管理栄養士				
栄養士				
調理師				
調理作業員				
その他				
合計				

IV 対象者（利用者）の把握

【年1回以上、施設が把握しているもの】
1 対象者（利用者）数の把握　：□有　□無
2 身長の把握　：□有　□無
3 体重の把握　：□有　□無
4 BMIなど体格の把握　：□有　□無
4−1 肥満者の割合
　　　名÷　　　名×100＝　　　％（　　　年度比　　　％）　□有　□無
　　献立等の肥満者への配慮
4−2 やせの者の割合
　　　名÷　　　名×100＝　　　％（　　　年度比　　　％）　□有　□無
　　献立等のやせの者への配慮

5 身体活動状況の把握　：□有　□無
6 食事・エネルギーの把握　：□有　□無
7 食物アレルギーへの対応　：□有　□無（□除去　□代替　□その他（　　　））
8 疾病状況の把握（糖尿病・高血圧・既往歴含む）　：□有　□無
9 生活習慣の把握（給食以外の食事状況、運動・飲酒・喫煙習慣等）　：□有　□無

【利用者に関する把握・調査】該当に印をつけ頻度を記入する
1 実施している　□毎日　□　　回／月　□　　回／年　□一部　□全員
2 嗜好・満足度調査　□実施している　□実施していない
3 その他

V 給食の概要
1 給食の位置づけ　□利用者の健康づくり　□望ましい食事の提供　□楽しい食事　□その他（　　）
　□安価での提供　□十分な栄養ではない　□食欲に合わせた　□わからない
1−2 健康づくりの一環として給食が機能しているか　□十分機能している　□まあまあ　□あまり　□無
2 給食会議　□有（頻度　　回／年）　□無
2−2 有の場合　構成委員　□管理栄養士・栄養士　□調理員　□調理師当当　□給食利用者
　　□医師　□看護師当当　□その他
3 衛生管理　衛生管理マニュアルの活用　□有　□無
　　衛生点検表の活用　□有　□無
4 非常時危機管理対策　①災害時対応マニュアル　□有　□無
　　②災害時備蓄　□有　□無
　　③食品の備蓄　□有　□無
　　④施設の損壊　□有　□無
5 健康管理部門と給食部門との連携（事業所のみ記入）　□有　□無

＊裏面へ＞

VI 栄養計画
1 対象別に設定した給与栄養目標量の種類　□　　　種類
2 給与栄養目標量の設定対象の食事　□朝食　□昼食　□夕食　□夜食　□おやつ
3 給与栄養目標量の設定日　平成　　年　　月
4 給与栄養目標量と給与栄養量（最も提供数の多い給食に関して記入）　対象・年齢　　歳〜　　歳　性別　□男　□女　□男女共

	エネルギー(kcal)	たんぱく質(g)	脂質(g)	カルシウム(mg)	鉄(mg)	ビタミン A(μg)(RE当量)	B1(mg)	B2(mg)	C(mg)	食物繊維総量(g)	食塩相当量(g)	炭水化物エネルギー比(%)	脂質エネルギー比(%)	たんぱく質エネルギー比(%)
給与栄養目標量														
給与栄養量（実際）														

5 給与栄養目標量に対する給与栄養量（実際）の内容確認及び評価　□実施している（□毎月　□報告月のみ）　□実施していない

VII 栄養・健康情報提供　□有　□無（有の場合は下記に記入）
□栄養成分表示　□献立表の提供　□卓上メモ
□ポスターの掲示　□給食だよりの配布　□実物展示
□給食時の訪問　□健康に配慮したメニュー提示
□推奨組合せ例の提示　□その他（　　）

VIII 栄養指導　□有　□無（有の場合は下記に記入）

	実施内容	実施数
個別		延　　　　人
集団		延　　　回　　　人
		延　　　回　　　人
		延　　　回　　　人

IX 課題と評価（栄養課題）
（栄養課題に対する取組）
（施設の自己評価）

X 東京都の栄養関連施策事業項目（最も提供数の多い給食に対して記入）
（VI−4の食事について記入）

	目標量	提供量
将来の一人当たりの提供量（1食　1日）	g	g
実物の一人当たりの提供量（1食　1日）	g	g

XI 委託　□有　□無（有の場合は下記に記入）
名称
電話　　　　FAX
委託内容：□献立作成　□発注　□調理　□配膳
　　□食器洗浄　□その他
委託契約内容の書類整備　：□有　□無

責任者及び作成者
施設開設者　役職　　氏名
　所属　　電話
作成者　職種　□管理栄養士　□栄養士　□調理師　□その他　氏名　　FAX

保健所記入欄　特定給食施設・その他の施設（施設番号　　　）

4．給食と栄養教育・栄養指導

4．1　情報提供の方法

　喫食者（利用者）が，給食だけでなく日常の食事の場でも多様な選択肢の中から適切な食品や料理を選択できるよう，積極的に栄養情報の提供を行うことは重要である。

　給食施設の栄養士・管理栄養士は，具体的かつ的確な情報提供により喫食者の選択能力を養っていくことが必要となる。情報提供の方法は，喫食者すべてに情報が行き届き，栄養教育ができるようなものが望ましい。具体的な方法例を表2−18にあげる。

4．2　指導の意義と方法

（1）給食における栄養指導・栄養教育の意義

　栄養指導・栄養教育とは，望ましい食行動への変容を目的として，教育的手段を用いて対象者（喫食者）に働きかけ，支援する活動である。

　カリキュラム上，栄養士養成課程では栄養指導，管理栄養士養成課程においては栄養教育と呼ばれる分野である。栄養士は健常者が対象で，管理栄養士の場合は傷病者も対象に含まれるという厳然とした違いはあるが，学問として考えたとき，その線引きは難しい。先述した通り，教育的手段を用いて対象者に栄養支援をするという目的に主眼を置くという点から，本書では主に栄養教育という呼称を用いることとする。

　給食における栄養教育は，毎日食べる給食を**生きた教材**として活用することで，大きな教育効果が期待できることに最大の利点と特徴がある。喫食者の栄養状態等に適した理想的な食事として給食を毎日食べることにより，給食のみならずそれ以外の食事においても栄養教育の目標に沿った**正しい食習慣**を身につけられたり，**栄養状態改善の支援**，**生活習慣病の予防**に向けた働きかけをすることもできる。

　給食における栄養教育の目標は，大きく次の2点である。

　①**喫食者自身が，自己の適正な摂食体験を通して望ましい食嗜好形成を図る。**

　②**栄養・食事についての正しい情報を提供することにより，食生活改善の知識とス**

表2−18　栄養教育をするための情報提供の方法

情報提供の方法	特　徴
献立事前提示	給食以外の日常の食事のとり方の参考に献立の事前提示をする。
献立栄養表示	食事，食品の選び方，食べ方ができるように効果的な情報提供をする。
紙媒体表示	給食だより，一口卓上メモなどで，食品・食事・料理から栄養摂取ができるように，的確，簡単な情報を提供する。
献立例表示	展示，陳列，掲示，展示品，飾り付け，情報機器のディスプレイへの価格表示などの情報提供に効果的に利用する。
モデル献立例提示	定食などでは，モデルとなるように栄養バランスのとれた組み合せや食事バランスガイドなどで品目数・サービング数などを示す。
カフェテリア	自分の適量の食事量や組み合わせが理解でき，自らが主体的に選択，食事が整えられるようにその根拠となる科学的データなども示し，支援する。

　キル，望ましい食行動の自己管理能力を身につける。

　栄養教育の目的を達成するためには，食事の提供だけではなく，教育の目標を立て，目標に沿った教材となる献立を作成し，そのねらいを喫食者に教育的手法で伝えていくという活動を継続して行うことが重要である。

（2）給食における栄養教育の対象と方法

　給食における栄養教育は，栄養・食生活上のアセスメントにより問題点を抽出，分析し，知識・技術・食行動課題の変容目標を決定する。その後は，Plan：教育計画の立案→ Do：実施→ Check：評価（企画・経過・影響・結果（アウトカム）・総合・経済）→ Act：見直し・改善というようにマネジメントシステムの流れに沿って行う。

　給食施設では，施設の特性を考慮し，さまざまな場面を活用して栄養教育を行う。

4.3　個別指導・集団指導

　栄養教育の方法として，**個別指導**，**集団指導**がある。

　個別指導は，対象者個々の特性，ニーズに沿ったきめ細やかな対応が可能な反面，時間，労力，経費等のコストが高く，教育（指導）者の影響を強く受けやすい。集団指導は，一度に多人数を対象にした教育・指導が可能で，個別に比べコストが少なくて済むが，対象者個々の特性に対応しにくく，対象者の特性にばらつきがある場合には効果が得にくいといった短所がある。

　特定給食施設の給食は，さまざまな個人が集合した「集団」が対象であり，集団を構成する「個人」にできる限り対応した食事，教育の提供が望ましい。しかし，性別，年齢，身体活動レベルなどの差があり，現実的には集団指導の採用を余儀なくされる場面も多いため，個々の症状や疾病が異なる病院，診療所などでは個別指導を，抱える問題に偏りの少ない事業所，学校，保育所などでは集団指導を採用することが多い。また，双方を組合わせることにより，より高い教育効果を期待できる。

4.4　媒体の作成
（1）教材・媒体とは

　教材とは，教科書，参考書，配布資料等の教育資材のことで，学習内容を補助・援助する手段のことで，教育における伝えたい情報そのものである。

　媒体とは，情報を対象に伝達する際の仲介をする手段のことで，文字，音声，映像などがあり，情報の伝達・記録・保存などに用いる情報伝達機器媒体と，人が情報伝達し，人から人へ情報を分けることができる，コミュニケーション媒体とがある。

（2）教材・媒体の活用の意義

　教材・媒体の意義は，①興味を深める，②関心を引き出す，③印象を深める，④理解を助ける，⑤記憶を強化する，⑥知識を定着させることにある。

表2−19　栄養教育における媒体

種　類	媒体例	特徴・対象
印刷物	パンフレット，リーフレット，チラシなど	紙への印刷物で，イラスト，写真を取り入れた簡潔な内容 対象：個人集団，小グループ
掲示物 展示物	写真，パネル，ポスター，食品模型，食品カードなど	料理や病態の写真や，図表などを対象者の目にしやすい場所に掲示 対象：個人，集団，小グループ，不特定多数
演　示 演　劇	ペープサート，人形劇，エプロンシアター，紙芝居，実演など	親しみやすい劇の形式を用いて幼児などにも理解しやすく工夫。調理，運動指導などの実演は，主婦や生活習慣病予防などにも 対象：少数グループ，集団，不特定多数，幼児〜成長期
通信機器	電子メール，電話など	状況のヒアリング，アドバイスなど 対象：個人，集団
聴覚媒体	DVD，CDなど	グループワーク時の音響効果。運動時など 対象：少数グループ，集団，不特定多数

　人が情報を入手する場合，その約75％を視覚から，約10％が聴覚からであるともいわれており，視覚や聴覚に訴える理解しやすい教材・媒体の活用は，栄養教育の効果向上に有効である。給食施設においても，喫食者の栄養状態等に適した食事を提供し，給食時の摂食行動や給食以外の食事が栄養教育の目標に沿って栄養状態の改善を支援するという栄養教育の目標を達成するために，日常的に活用されている。

　"物"ではなく"人"が対象である栄養教育において，教材・媒体は共に人（栄養士・管理栄養士）と人（対象者）のコミュニケーションの補助的な役割を果たす支援ツールとしての意味合いがある。そのため厳密な使い分けはされておらず，総称として教育媒体とよぶことも多い。適正で平易な教育媒体の活用は，栄養教育の効果を大いに高める。

　また，先に述べたように給食においては給食そのものを最大の教育媒体として捉え，その他の媒体を上手く用いることで教育効果を高めることが重要である。

（3）給食の場における栄養教育媒体の種類と特徴

　栄養士・管理栄養士は，よりよい行動変容を起こす媒体を選択し，効果的に活用する必要がある。それには，教育媒体の種類と特徴（表2−19）の把握が重要となり，対象に応じて使い分けることで，提供された食事の意図や教育内容の理解，知識・技術の定着を助け，日常食への活用意欲を引き出すことが可能となる。

　教育媒体は，教育者が工夫して独自に手作りのものを作成することもできる。手作りの媒体には，教育者の熱意や思いが表現されるため対象者に親近感を与えることができ，時間や労力はかかるが比較的安価である等の長所がある。手作り媒体としてはペープサート（紙人形），紙芝居，ポスター，リーフレットなどが一般的である。近年では，パソコンの普及により，市販品に見劣りしないきれいな仕上がりで作成したり，マルチメディア媒体（静止画，動画，音声，文字などの複合媒体）の作成も可能となっている。手作りの教育媒体の作成にあたっての注意点を表2−20に示す。

表2−20　手作り媒体作成時の注意点

注意点	内　容
正確性	内容が正確で，誤りがない
分　量	適量である
内　容	平易でわかりやすい
使いやすさ	活用時の操作や持ち運びが簡単である
経　費	少額である
維　持	保管・メインテナンスの負担が少ない
著作権	参考・引用文献がある場合には，出典元を明らかにして著作権の侵害をしない
個人情報	人物など，実物写真の掲載には掲載の同意を取る。個人情報保護法を遵守する

（4）給食における基本的な栄養教育媒体

　栄養士・管理栄養士の業務主体は栄養管理であり，それは主に日本人の食事摂取基準（2020 年版），日本食品標準成分表 2020 年版（八訂）を用いて栄養素レベルで行われる。食事摂取基準と食品標準成分表は，最も基本的な教育媒体（情報）といえる。

　六つの基礎食品は 1958（昭和 33）年に当時の厚生省（現・厚生労働省）が提示し，今日に至るまで学校の栄養教育において活用が推進されているため，なじみの深い教育媒体である。また，食生活指針（2000（平成 12）年に厚生省（当時），文部省（当時），

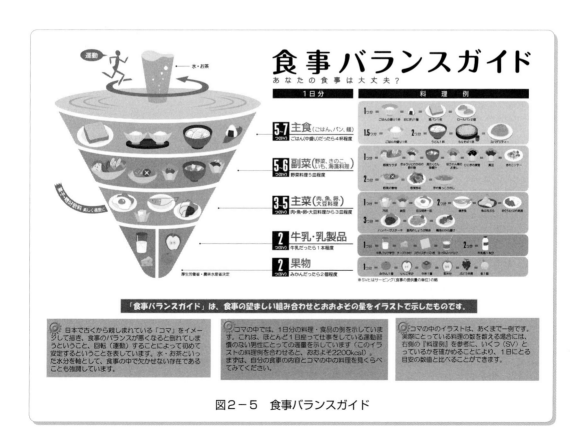

図2−5　食事バランスガイド

農林水産省の3省合同で策定）を受けて2005（平成17）年に作成された食事バランスガイド（厚生労働省，農林水産省が共同で作成）は，「何を，どれだけ食べればよいか」をわかりやすく，食品レベルではなく料理レベルで示している（図2-5）。

（5）行動変容段階・時期に対応した栄養教育媒体活用例

　　喫食者（対象者）の学習段階が健康モデルの行動変容段階モデル（無関心期～関心期～準備期～実行期～維持期）のどの段階の時期であるか見極め，対応する教育媒体を使用すると効果的である。表2-21は減塩，減脂を含む栄養教育における例である。

表2-21　学習段階に対応した教育教材

時期・行動変容	内　容	目　的	栄養教育媒体
初期 無関心～関心期	気付き 動機付け	現状把握	食事調査，食育SAT，塩分濃度計，血圧計，体脂肪計，握力計，メッセージカード，リーフレット，レシピ，ランチョンマット，壁画，調理実習，動画映像
中期 準備期	知識・技術の獲得，定着	知識・技術を得る	
後期 実行期～維持期	行動意欲の向上 維持，継続	実践に移す	食育SAT，血圧計，体脂肪計，インボディー，メッセージカード

文　　献

●参考文献

・日本栄養改善学会監修，冨田教代，神田知子，朝見祐也編：給食経営管理論実習，医歯薬出版，2016
・松井元子，冨田圭子編著：改訂　カレント給食経営管理論，建帛社，2021
・井川聡子，松月弘恵編著：給食経営と管理の科学，理工図書，2016
・富岡和夫編著：給食運営　給食計画・実務論第5版，医歯薬出版社，2004
・富岡和夫編著：給食経営管理実務ガイドブック新訂第3版，同文書院，2010
・笹田陽子編著：給食経営管理論，光生館，2015
・芦川修貳編著：エスカベーシック給食の運営，同文書院，2011
・中山玲子，小切間美保編著：給食経営管理論第4版，化学同人，2016
・藤原正嘉，田中俊治，赤尾正編：新・実践給食経営管理論第3版，みらい，2014
・日本給食経営管理学会監修：給食経営管理用語辞典第2版，第一出版，2015
・東京都福祉保健局資料，2018
・岩井達，名倉秀子，松崎政三編著：Nブックス新版　給食経営管理論，建帛社，2020
・韓順子，大中佳子編：サクセス管理栄養士講座　給食経営管理論，第一出版，2015
・逸見幾代，佐藤香苗編著：三訂　マスター栄養教育論，建帛社，2020
・農林水産省：厚生労働省：食事バランスガイド

第3章

給食の安全・衛生管理

1. 安全・衛生管理

1.1 安全・衛生管理の目的

　安全・衛生管理の目的は，給食による食中毒等の事故発生を未然に防止し，衛生的かつ安全でおいしい食事を利用者に提供すること，また給食施設における事故や災害等を防止し，調理作業従事者が安全に作業できるように運営することである。

　安全・衛生管理の対象は，人，食品および施設・設備である。ここでいう人とは，調理従事者，食材料納入業者，給食利用者である。食品は，献立計画の段階から季節や調理従事者の能力等を考慮して衛生的に取り扱える食材料を選び，納入に際しては，食中毒菌や感染症の病原体に汚染されていないこと，農薬や食品添加物の少ないものを選択することが大切である。施設・設備については，設計の段階から安全・衛生を考慮し運営されなければならない。

1.2 安全・衛生管理の実際

（1）HACCP

　HACCP（ハサップ）とは，**危害分析重要管理点**（Hazard Analysis and Critical Control Points）の略称で，食品の安全衛生に関わる危害の発生を未然に防止することを目的とした衛生管理システムのことである。HACCPシステムは，米国において1960年代に開始された宇宙開発計画（アポロ計画）で宇宙食の微生物学的安全性を確保するために開発されたシステムである。

　HACCPシステムでは，食品の安全性を確保するため，食品の原材料の産生から最終製品として消費者に消費されるまでのすべての過程において，予想される病原菌汚染や異物混入の機会を特定，汚染にいたる経路等を分析し，防止に必要な管理項目と管理点を設け，管理点ごとにチェックと記録を行う。

　特定給食施設等におけるHACCPシステムの設定は，「HACCPシステムの7原則」に従って進められる（表3-1）。

　HACCPシステムに基づく厳重な衛生対策の実施とその実行のため，調理従事者に対する徹底した教育を実施する。また，給食施設の規模が大きくなるほど調理場に調理機器が多く設置されるため，それらを安全に取り扱うための安全教育も必要となる。

表3－1　HACCPシステム7つの原則

原則1	危害要因の分析	食材や調理の工程ごとに，問題になる危害の要因をあげる
原則2	重要管理点の決定	分析をした危害の中で安全を管理するための重要な工程を決定する
原則3	管理基準の設定	管理点の中心温度，加熱時間や加熱温度などの基準を決める
原則4	モニタリング方法の設定	管理基準となる時間や温度の測定方法，記録方法を設定する
原則5	改善措置の設定	管理基準が守られなかったときの扱いや復旧方法を設定する
原則6	検証方法の設定	設定したことが守られているか確認する
原則7	記録と保存方法の設定	記録する用紙と，その保存期間を設定する

出典）日本食品衛生協会：HACCP（HACCP導入のため7原則12手順）

（2）安全・衛生教育

1）調理従事者の衛生教育

　給食を運営する上で大切なことは，調理従事者が自ら健康に留意することと，衛生的に作業する意識をもつことである。そういった自覚を促した上で，手の洗い方や，食品の取り扱い方等具体的な指導を行い，事故が起こらないよう徹底した管理をしていくことが必要である。年間の衛生管理業務の中に教育計画を取り込み，計画的，効果的に教育を行って安全・衛生に対しての意識を高める。その際には，常に目に入る場所に衛生管理の励行に関連するポスター等を掲示して常に意識する環境を作ることや，調理従事者に衛生目標の設定やポスター作成等に参加させる等，自らが安全・衛生管理を考える機会を作ることも重要である。また，衛生管理や食中毒防止に関する研修に参加させる等必要な知識・技術の徹底を図る。

2）食材料納入業者の衛生教育

　食材料納入業者には，大量調理施設衛生管理マニュアルに準じ食品衛生上の基準を設定し，それに従って納品することを徹底させる。

3）給食利用者の衛生教育

　食事前の手洗いの励行，給食以外の飲食物の持ち込みはさせない等，注意点を明確に指示することが大切である。

　図3－1は厚生労働省より紹介されているリーフレットの一部である。

（3）健康管理（定期健康診断，検便）

　施設の経営者，または運営管理責任者（以下責任者）は，調理従事者を含め職員の健康管理および健康状態の把握を組織的・継続的に行い，調理従事者等の感染および調理従事者等からの施設汚染の防止に努めなければならない。

1）定期健康診断

　定期的（年1回以上）に健康診断を行う。

2）検　　便

　月に1回以上の検便（腸内細菌検査）を行う。検査項目には，赤痢菌・サルモネラ菌（腸チフス・パラチフスを含む）の他に腸管出血性大腸菌の検査を含める。また，必要に応じて10月から3月の期間には月1回以上または必要に応じてノロウイルスの

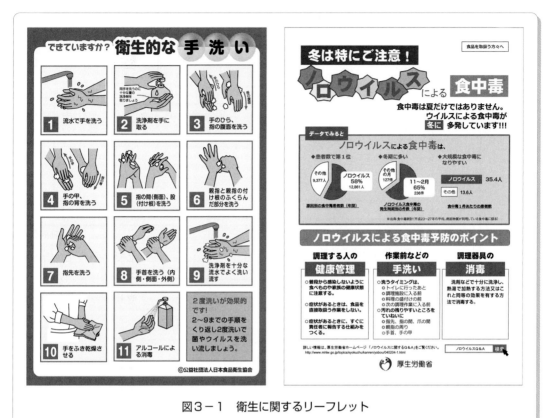

図3-1　衛生に関するリーフレット

出典）日本食品衛生協会：衛生的な手洗いリーフレット，厚生労働省：ノロウイルスによる食中毒予
防対策リーフレット

検便検査を受けさせるよう努める。

3）症状発生時の対応

　調理従事者に下痢，嘔吐，発熱等の症状があったとき，手指等に化膿創があったときは調理作業に従事させない。また，下痢または嘔吐等の症状がある調理従事者等については，直ちに医療機関を受診させ，感染症疾患の有無を確認する。**ノロウイルス**を原因とする感染性疾患による症状と診断された調理従事者等は，ノロウイルスを保有していないことが確認されるまでの間，食品に直接触れる調理作業を控えさせる等，適切な処置をとることが望ましい。また，ノロウイルスにより発症した調理従事者や家族等と同一の感染機会があった可能性がある調理従事者についても速やかに検査を行い，検査の結果，ノロウイルスを保有していないことが確認されるまでの間，食品に直接触れる調理作業を控えさせるなど，適切な措置をとることが望ましい。

（4）衛生管理点検表

　責任者は，施設の衛生管理に関する責任者（以下衛生管理者）に**従事者等の衛生管理点検表**（表3-2）を用い，点検を行う。

表3-2　従事者等の衛生管理点検表

氏　　名	下痢	嘔吐	発熱等	化膿創	服装	帽子	毛髪	履物	爪	指輪等	手洗い

平成　　　年　　月　　日

責任者	衛生管理者

	点検項目	点検結果
1	健康診断，検便検査の結果に異常はありませんか。	
2	下痢，嘔吐，発熱などの症状はありませんか。	
3	手指や顔面に化膿創はありませんか。	
4	着用する外衣，帽子は毎日専用で清潔のものに交換されていますか。	
5	毛髪が帽子から出ていませんか。	
6	作業場専用の履き物を使っていますか。	
7	爪は短く切っていますか。	
8	指輪やマニキュアをしていませんか。	
9	手洗いを適切な時期に適切な方法で行っていますか。	
10	下処理から調理場への移動の際には外衣，履き物の交換（履き物の交換が困難な場合には，履き物の消毒）が行われていますか。	
11	便所には，調理作業時に着用する外衣，帽子，履き物のまま入らないようにしていますか。	

	調理，点検に従事しない者が，やむを得ず，調理施設に立ち入る場合には，専用の清潔な帽子，外衣および履き物を着用させ，手洗いおよび手指の消毒を行わせましたか。	立ち入った者	点検結果
12			

〈改善を行った点〉

〈計画的に改善すべき点〉

出典）大量調理施設衛生管理マニュアル別紙（1997 年：最終改正 2017 年）

　点検は，調理従事者全員に対し，体調，化膿創，服装，帽子，毛髪，履物，爪，指輪等，手洗いについて点検する。調理従事者の手洗いの適切な時期は，ⅰ）作業開始前および用便後，ⅱ）汚染作業区域から非汚染作業区域に移動する場合，ⅲ）食品に直接触れる作業にあたる直前，ⅳ）生の食肉類，魚介類，卵殻等微生物に触れた後，他の食品や器具等に触れる場合，ⅴ）配膳の前，とされる。手洗いは，次の要領で必ず流水・石けんによる手洗いによりしっかりと 2 回（その他の時には丁寧に 1 回）手指の洗浄および消毒を行う。なお，使い捨て手袋を使用する場合にも原則として行う。

【手洗いマニュアル】

① 水で手をぬらし石けんをつける。

② 指，腕を洗う。特に指の間，指先をよく洗う（30秒程度）。

③ 石けんをよく洗い流す（20秒程度）。

④ 使い捨てペーパータオル等で拭く（タオル等の共用はしないこと）。

⑤ 消毒用のアルコール（70％）をかけて手指によくすりこむ。

　　※①から③までの手順を2回実施する。

その他，調理施設の点検表（表3-3）を用いて調理施設の点検を行う。

（5）検　　食

検食とは，喫食者に食事を提供する30分前までに施設長，給食責任者が1人分を試食し，食事の品質と安全性を確認することで，その結果は日時とともに**検食簿**（p.28，表2-13）に記録する。学校給食においては，学校給食調理場および共同調理場の受配校において，あらかじめ責任者を定めて児童生徒の摂食開始の30分前までに検食を行い，異常があった場合には給食を中止するとともに，共同調理場の受配校においては速やかに共同調理場に連絡することが文部科学省より定められている。

検食時には，特に次の点に留意する。①食品の中に人体に有害と思われる異物の混入がないか，②調理過程において加熱・冷却処理が適切に行われているか，③食品の異味，異臭その他の異常がないか，④1食分としてそれぞれの食品の量が適当か，⑤味付けや香り，彩り，形態などが適切になされているか，⑥児童生徒の嗜好との関連はどのように配慮されているか。

（6）保存食（保存食のとり方・保管・記録）

保存食（大量調理施設衛生管理マニュアルでは検食となっている）は，食中毒や感染症等事故発生の際の原因究明の資料として保存しておく食品のことである。原材料および調理済み食品を食品ごとに50g程度ずつ清潔な容器（ビニール袋等）にいれて密封し，-20℃以下で2週間以上保存することが定められている。なお，原材料は，特に，洗浄・殺菌等を行わず購入した状態で，調理済み食品は配膳後の状態で保存する。

（7）下調理・加熱調理の安全・衛生

冷凍庫または冷蔵庫から出した原材料は，速やかに下処理，本調理をすること。非加熱で提供する食品については，下処理後速やかに本調理に移行することが大切である。下調理，加熱調理において，食中毒が起きないように注意して作業することは大切である。各工程における安全・衛生上の留意点は次のとおりである。

1）下調理の安全・衛生

① 野菜および果物を加熱せずに提供する場合には，流水（食品製造用水として用いるもの。食品製造用水とは水道法に規定する水道事業の用に供する水道水である。）で十分洗

表3－3　調理施設の点検表

	平成　　年　　月　　日	
	責任者	衛生管理者

1．毎日点検

	点検項目	点検結果
1	施設へのねずみや昆虫の侵入を防止するための設備に不備はありませんか。	
2	施設の清掃は，全ての食品が調理場内から完全に搬出された後，適切に実施されましたか。（床面，内壁のうち床面から1m以内の部分および手指の触れる場所）	
3	施設に部外者が入ったり，調理作業に不必要な物品が置かれていたりしませんか。	
4	施設は十分な換気が行われ，高温多湿が避けられていますか。	
5	手洗い設備の石けん，爪ブラシ，ペーパータオル，殺菌液は適切ですか。	

2．1か月ごとの点検

1	巡回点検の結果，ねずみや昆虫の発生はありませんか。	
2	ねずみや昆虫の駆除は半年以内に実施され，その記録が1年以上保存されていますか。	
3	汚染作業区域と非汚染作業区域が明確に区別されていますか。	
4	各作業区域の入り口手前に手洗い設備，履き物の消毒設備（履き物の交換が困難な場合に限る。）が設置されていますか。	
5	シンクは用途別に相互汚染しないように設置されていますか。 加熱調理用食材，非加熱調理用食材，器具の洗浄等を行うシンクは別に設置されていますか。	
6	シンク等の排水口は排水が飛散しない構造になっていますか。	
7	全ての移動性の器具，容器等を衛生的に保管するための設備が設けられていますか。	
8	便所には，専用の手洗い設備，専用の履き物が備えられていますか。	
9	施設の清掃は，全ての食品が調理場内から完全に排出された後，適切に実施されましたか。（天井，内壁のうち床面から1m以上の部分）	

3．3か月ごとの点検

1	施設は隔壁等により，不潔な場所から完全に区別されていますか。	
2	施設の床面は排水が容易に行える構造になっていますか。	
3	便所，休憩室および更衣室は，隔壁により食品を取り扱う場所と区別されていますか。	

〈改善を行った点〉

〈計画的に改善すべき点〉

出典）大量調理施設衛生管理マニュアル別紙（1997年：最終改正2017年）

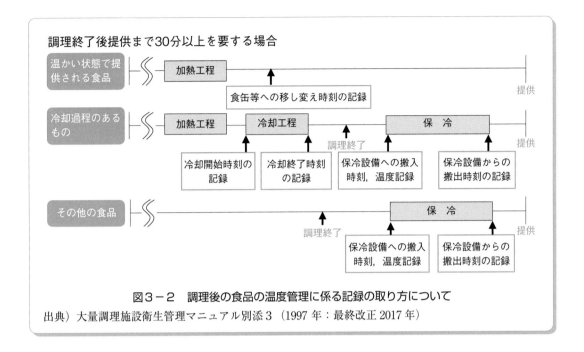

図３－２　調理後の食品の温度管理に係る記録の取り方について

出典）大量調理施設衛生管理マニュアル別添 3（1997 年：最終改正 2017 年）

浄し，必要に応じて次亜塩素酸ナトリウム等で殺菌した後，流水で十分すすぎ洗い
を行う。次亜塩素酸ナトリウムの殺菌は，**次亜塩素酸ナトリウム 200mg/L溶液に
5 分間，または 100mg/L溶液に 10 分間浸漬**する。

② 非加熱調理食品の下処理後における調理場等での一時保管等は，他からの二次汚
染を防止するため，清潔な場所で行う。

③ 食品ならびに移動性の器具および容器の取り扱いは，床面から跳ね水等による汚
染を防止するため，**床面から 60cm 以上の場所で行うこと。ただし，跳ね水等から
の直接汚染が防止できる食缶等で取り扱う場合には，30cm 以上の台にのせて行う。**

2）加熱調理の安全・衛生

① 調理については，調理の途中で適当な時間を見はからって，中心温度計を用いる
等により，**中心部が 75℃で 1 分間以上（二枚貝等ノロウイルス汚染のおそれのある食
品の場合は 85 ～ 90℃で 90 秒間以上）またはこれと同等以上まで加熱されていること
を確認すると共に，温度と時間の記録を行う。**

② 加熱調理後の食品の冷却等は，他からの二次汚染防止のため清潔な場所で行う。

③ 加熱調理食品にトッピングする非加熱調理食品は，直接喫食する非加熱調理食品
と同様の衛生管理を行い，トッピングする時期は提供までの時間が極力短くなるよ
うにする。

3）調理済み食品の安全・衛生

調理後，ただちに提供される食品以外の食品は，食中毒菌の増殖を抑制するために，
10℃以下または 65℃以上で管理することが重要である。調理後の食品の温度管理に
関わる記録の取り方について，図３－２に示す。

表3－4　　食中毒の種類

細菌性食中毒	サルモネラ属菌	細菌性食中毒	チフス菌
	ぶどう球菌※		パラチフスA菌
	ボツリヌス菌※		その他の細菌
	腸炎ビブリオ	ウイルス性食中毒	ノロウイルス
	腸管出血性大腸菌（VT産生）		その他のウイルス
	その他の病原大腸菌	寄生虫性食中毒	クドア
	ウェルシュ菌		サルコシスティス
	セレウス菌※		アニサキス
	エルシニア・エンテロコリチカ		その他の寄生虫
	カンピロバクター・ジェジュニ／コリ	化学性食中毒	農薬，ヒスタミンなど
	ナグビブリオ	自然毒食中毒	植物性自然毒
	コレラ菌		動物性自然毒
	赤痢菌	※は毒素型。セレウス菌は嘔吐型の場合。	

資料）厚生労働省「食中毒統計」の分類による

① 加熱調理後，食品を冷却する場合には，食中毒菌の発育至適温度帯（約20～50℃）の時間を可能な限り短くするため，冷却機を用いたり，清潔な場所で衛生的な容器に小分けにしたりするなどして，**30分以内に中心温度を20℃付近（または60分以内に中心温度を10℃付近）まで下げるよう工夫する**。この場合，冷却開始時刻，冷却終了時刻を記録する。

② 調理終了後の食品は衛生的な容器にふたをして保存し，他からの二次汚染を防ぐ。

③ 調理が終了した食品は速やかに提供できるよう工夫する。調理終了後30分以内に提供できるものについては，調理終了時刻を記録する。また，調理終了後提供まで30分以上を要する場合は，温かい状態で提供される食品については，調理終了後速やかに保温食缶等に移し保存する。その場合，食缶に移し変えた時刻を記録する。その他の食品については，調理終了後提供まで10℃以下で保存する。この場合，保冷設備への搬入時刻，保冷設備内温度および保冷設備からの搬出時刻を記録する。

④ 調理後の食品は，調理終了後から2時間以内に喫食することが望ましい。

（8）食中毒予防

1）食中毒の定義

食中毒とは，食品（飲食物）そのものおよび器具・容器，包装を介して体内に入った食中毒菌や有害・有毒物質などによって起こる比較的急性の胃腸炎症状を主徴とする健康障害をいう。

2）食中毒の分類と発生状況

① **食中毒の分類**　　食中毒は，病因物質により微生物性（**細菌性**，**ウイルス性**），寄生虫性，化学性，自然毒に大別される。細菌性食中毒は，感染型と毒素型に分類される。また，自然毒食中毒は動物性と植物性に分類される（表3－4）。

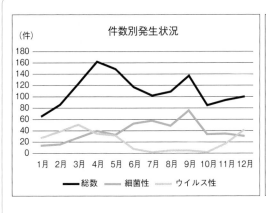
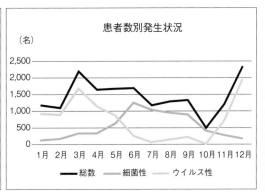

図3-3　月別食中毒発生状況（平成30年　厚生労働省）

② **食中毒の発生状況**　　月別の発生状況を件数別および患者数別に表したものを示す（図3-3）。病因物質別にみると細菌性およびウイルス性食中毒が増加している。細菌性食中毒は患者数全体の38%を占め，**ウェルシュ菌**が最も多く，**カンピロバクター・ジェシュニ／コリ，サルモネラ属菌，腸管出血性大腸菌**が続いている。ウイルス性食中毒では**ノロウイルス**が95%を占めている。

3）食中毒予防の三原則

①　**細菌をつけない（清潔，洗浄）**　　食中毒を起こす細菌は，魚や肉，野菜等に付着していることが多い。その付着した食中毒菌が手指や調理器具などを介して他の食品を汚染し，食中毒の原因となることがある。そこで，手指や器具類の洗浄・消毒や，食品を区分け保管したり，調理器具を用途に使い分けたりすることが必要となる。

②　**細菌を増やさない（迅速，冷却）**　　食品に食中毒菌が付着したとしても，食中毒を起こすまでの菌量まで増えなければ食中毒にはならない。食品についた細菌は時間の経過とともに増えるため，調理は迅速にし，調理後は早く食べることが大切である。また，細菌は通常10℃以下では増えにくくなるので，食品を扱うときには室温に長時間放置せず，冷蔵庫に保管する。

③　**細菌をやっつける（加熱，殺菌）**　　一般的に，食中毒を起こす細菌は熱に弱く，食品に細菌がついていても加熱すれば死滅する。加熱はもっとも効果的な殺菌方法だが，加熱が不十分で食中毒菌が生き残り，食中毒が発生する例が多いため注意が必要である。また，調理器具は洗浄した後，熱湯や塩素剤などで消毒することが大切である。

（9）汚染作業区域・非汚染作業区域

　汚染された食品や包装を調理場などに持ち込むことは厳禁である。そこで，汚染を防ぐため，施設は食品の調理過程ごとに汚染作業区域と非汚染作業区域に明確に区別し，次の項目を厳守する。

① 汚染作業区域は，検収場，原材料の保管場，下処理場，洗浄室とし，特に下処理は汚染作業区域で確実に行い，非汚染作業区域を汚染しないようにする。
② 非汚染作業区域は，さらに準清潔作業区域（調理場）と清潔作業区域（放冷・盛付け場，調理済み食品の保管場）に区別する。
③ 各区域を固定し，それぞれを壁で区画する，床面を色別する，境界にテープを貼る等して，明確に区別することが望ましい。
④ 調理従事者の汚染作業区域から非汚染作業区域への移動は極力行わない。
⑤ 原材料を配送用包装のまま非汚染作業区域に持ち込まない。汚染作業区域にも持ち込まないことが望ましい。

（10）機械・器具・食器の衛生

調理機械，器具，食器の使用後は，大量調理施設衛生管理マニュアルに従い洗浄，殺菌する。

1）調理機械，調理台

調理機械は本体，部品を分解，調理台は周辺の片づけを行った後，流水（40℃程度の微温水が望ましい。以下同じ）で洗浄し，さらに80℃で5分間以上の加熱またはこれと同等の効果を有する方法で殺菌した後，よく乾燥させる。その後，機械は本体・部品を組み立て，作業開始前に70％アルコール噴霧またはこれと同様の効果を有する方法で殺菌を行う。

2）器具，ふきん・タオル等

流水で洗浄後，まな板，包丁，へら等の器具は80℃で5分以上の加熱またはこれと同等の効果を有する方法で殺菌し，ふきん，タオル等は100℃で5分以上の煮沸殺菌を行う。その後よく乾燥させ，保管する。まな板，ざる，木製器具は汚染が残存する可能性が高いので，特に十分な殺菌に留意する。なお，木製器具は極力使用を控えることが望ましい。大型のまな板，ざるなど十分な洗浄が困難な器具については，次亜塩素酸ナトリウムなどに浸漬して消毒を行う。

3）食　　器

食器は耐熱性，耐久性があり，洗浄しやすいものを選ぶ。下膳後の食器は40℃程度の微温水に浸漬後，手洗いの場合は30〜40℃の洗浄液でスポンジ洗いをした後，流水で仕上げ洗いし，消毒保管庫で消毒，保管する。食器洗浄機の場合は，専用の洗剤を用いて洗浄し，その後消毒保管庫で消毒，保管する。

1.3 安全・衛生管理の評価

（1）大量調理施設衛生管理マニュアル

大量調理施設衛生管理マニュアルは，集団給食等における食中毒を予防するために，HACCPの概念に基づき，調理過程における重要管理事項として，1997（平成9）年3月に厚生省（現・厚生労働省）にて策定された。同一メニューを1回300食以上ま

表3−5　原材料の取扱い等点検表

平成　　年　　月　　日

責任者	衛生管理者

1．原材料の取扱い（毎日点検）

	点検項目	点検結果
1	原材料の納入に際しては調理従事者等が立ち会いましたか。	
	検収場で原材料の品質，鮮度，品温，異物の混入等について点検を行いましたか。	
2	原材料の納入に際し，生鮮食品については，1回で使い切る量を調理当日に仕入れましたか。	
3	原材料は分類ごとに区分して，原材料専用の保管場に保管設備を設け，適切な温度で保管されていますか。	
	原材料の搬入時の時刻および温度の記録がされていますか。	
4	原材料の包装の汚染を保管設備に持ち込まないようにしていますか。	
	保管設備内での原材料の相互汚染が防がれていますか。	
5	原材料を配送用包装のまま非汚染作業区域に持ち込んでいませんか。	

2．原材料の取扱い（月1回点検）

点検項目	点検結果
原材料について搬入業者が定期的に実施する検査結果の提出が最近1か月以内にありましたか。	
検査結果は1年間保管されていますか。	

3．検食の保存

点検項目	点検結果
検食は，原材料（購入した状態のもの）および調理済み食品を食品ごとに50g程度ずつ清潔な容器に密封して入れ，−20℃以下で2週間以上保存されていますか。	

〈改善を行った点〉

〈計画的に改善すべき点〉

出典）大量調理施設衛生管理マニュアル別紙（1997年：最終改正2017年）

たは1日750食以上を提供する調理施設に適用するが，それ以下の食数の給食施設でも，このマニュアルに沿った調理作業の運営管理を行うことが望ましい。集団給食施設等においては，衛生管理体制を確立し，徹底した衛生管理による調理作業を行い，重要管理事項について点検・記録を行うと共に，必要な改善措置を講じる必要がある。点検については，大量調理施設衛生管理マニュアルの別紙点検表に基づく点検作業を行い，その結果については1年間保管することとなっている。

大量調理にあたっての重要管理事項の点検項目および点検表を次に示す。

1）原材料の受け入れ・下処理段階における管理

原材料受け入れおよび下処理段階における管理を徹底することが重要である。「原

表3−6　検収の記録簿

									平成　　　年　　　月　　　日	
								責任者	衛生管理者	

納品の時刻	納入業者名	品目名	生産地	期限表示	数量	鮮度	包装	品温	異物
：									
：									
：									
：									
：									
：									
：									
：									
：									
：									
：									

〈進言事項〉

出典）大量調理施設衛生管理マニュアル別紙（1997 年：最終改正 2017 年）

材料の取扱い等点検表」（表3−5）や「検収の記録簿」（表3−6）を使用し，原材料の納入に際して期限表示，鮮度，品温，異物の混入などの結果やその取扱いについての結果を記入する。

2）下調理，加熱調理段階における管理

既述のように加熱調理食品については，中心部まで十分加熱し，食中毒菌等（ウイルスを含む）を死滅させることが重要である。その結果は，「食品の加熱加工の記録簿」（表3−7）に温度と時間の記録を行わなければならない。

加熱調理食品の中心温度および加熱時間の記録マニュアルは次のとおりである。

①　揚　げ　物

ⅰ）油温が設定した温度以上になったことを確認する。

ⅱ）調理を開始した時間を記録する。

ⅲ）調理の途中で適当な時間を見はからって食品の中心温度を校正された温度計で3点以上測定し，全ての点において75℃以上に達していた場合には，それぞれの中心温度を記録するとともに，その時点からさらに1分以上加熱を続ける。二枚貝等ノロウイルス汚染のおそれのある食品の場合は，85 〜 90℃で 90 秒間以上加熱する。

ⅳ）最終的な加熱処理時間を記録する。

ⅴ）なお，複数回同一の作業を繰り返す場合には，油温が設定した温度以上であるこ

表3-7　食品の加熱加工の記録簿

				平成　　年　　月　　日		
				責任者	衛生管理者	

品目名	No. 1			No.2（No. 1で設定した条件に基づき実施）		
（揚げ物）	①油温		℃	油温		℃
	②調理開始時刻	:		No.3（No. 1で設定した条件に基づき実施）		
	③確認時の中心温度	サンプルA	℃	油温		℃
		B	℃	No.4（No. 1で設定した条件に基づき実施）		
		C	℃	油温		℃
	④③確認後の加熱時間			No.5（No. 1で設定した条件に基づき実施）		
	⑤全加熱処理時間			油温		℃

品目名	No. 1			No.2（No. 1で設定した条件に基づき実施）	
（焼き物,蒸し物）	①調理開始時刻	:		確認時の中心温度	℃
	②確認時の中心温度	サンプルA	℃	No.3（No. 1で設定した条件に基づき実施）	
		B	℃	確認時の中心温度	℃
		C	℃	No.4（No. 1で設定した条件に基づき実施）	
	③②確認後の加熱時間			確認時の中心温度	℃
	④全加熱処理時間				

品目名	No. 1			No. 2		
（煮物）	①確認時の中心温度	サンプル	℃	①確認時の中心温度	サンプル	℃
	②①確認後の加熱時間			②①確認後の加熱時間		
（炒め物）	①確認時の中心温度	サンプルA	℃	①確認時の中心温度	サンプルA	℃
		B	℃		B	℃
		C	℃		C	℃
	②①確認後の加熱時間			②①確認後の加熱時間		

〈改善を行った点〉
〈計画的に改善すべき点〉

出典）大量調理施設衛生管理マニュアル別紙（1997年：最終改正2017年）

とを確認・記録し，i）～iv）で設定した条件に基づき，加熱処理を行う。油温が設定した温度以上に達していない場合には，油温を上昇させるため必要な措置を講ずる。

② **焼き物および蒸し物**

i）調理を開始した時間を記録する。

ii）調理の途中で適当な時間を見はからって食品の中心温度を校正された温度計で3点以上測定し，全ての点において75℃以上に達していた場合には，それぞれの中心温度を記録するとともに，その時点からさらに1分以上加熱を続ける。二枚貝等

ノロウイルス汚染のおそれのある食品の場合は，85 〜 90℃で 90 秒間以上加熱する。

ⅲ）最終的な加熱処理時間を記録する。

ⅳ）複数回同一の作業を繰り返す場合には，ⅰ）〜ⅲ）で設定した条件に基づき，加熱処理を行う。この場合，中心温度の測定は，最も熱が通りにくいと考えられる場所の 1 点のみでもよい。

③　煮物および炒め物

調理の順序は食肉類の加熱を優先すること。食肉類，魚介類の冷凍品を使用する場合には，十分解凍してから調理を行うこと。

ⅰ）調理の途中で適当な時間を見はからって，最も熱が通りにくい具材を選び，食品の中心温度を校正された温度計で 3 点以上（煮物の場合は 1 点以上）測定し，全ての点において 75℃以上に達していた場合には，それぞれの中心温度を記録するとともに，その時点からさらに 1 分以上加熱を続ける。二枚貝等ノロウイルス汚染のおそれのある食品の場合は，85 〜 90℃で 90 秒間以上加熱する。なお，中心温度を測定できるような具材がない場合には，調理釜の中心付近の温度を 3 点（煮物の場合は 1 点）以上測定する。

ⅱ）複数回同一の作業を繰り返す場合にも，同様に点検・記録を行う。

3）その他の点検表

①　調理器具等および使用水の点検表

調理器具，容器，使用水，井戸水，貯水槽に関する点検

②　調理等における点検表

下処理・調理中，調理後，廃棄物の取り扱いに関する点検

③　食品保管時の記録簿

原材料，調理済み食品などの保管に関する記録

文　献

●参考図書
・厚生労働省：大量調理施設衛生管理マニュアル（平成 29 年 6 月 17 日改正）
・日本食品衛生協会：HACCP導入の手引き，2015
・衛生的な手洗いリーフレット，日本食品衛生協会
・ノロウイルスによる食中毒リーフレット，厚生労働省
・芦川修貳，田中寛編：実力養成のための給食管理論，学建書院，2016
・富岡和夫，冨田教代編：エッセンシャル給食経営管理論　第 4 版　給食のトータルマネジメント，医歯薬出版，2016
・食中毒　厚生労働省HP：食中毒，
　www.mhlw.go.jp/stf/seisakunitsuite/bunya/kenkou_iryou/shokuhin/syokuchu/

第 4 章

事故・災害対策

1. 事故・災害への対応

1.1　事故発生時の対応

（1）食　中　毒

　食中毒が発生した場合，食品衛生法第 58 条に基づき，施設の管理責任者は次の対応を取らなければならない。

①　保健所への報告書

　報告内容：ⅰ）医師の氏名，医療機関名（住所），ⅱ）患者の氏名，住所，年齢，ⅲ）食中毒の原因（疑いも含む），ⅳ）発病年月日，時刻，ⅴ）診断年月日，時刻

②　患者数，症状等の調査

ⅰ）患者の確認：摂食者数，患者数，患者の症状などの記録

ⅱ）調理従事者の下痢や化膿性疾患などの有無の確認，該当者がある場合には就業を停止し，検便，健康診断の実施

③　保存食（検食）の確保

　食中毒発生前 2 週間分の献立表と保存食（検食）の確保をし，保健所に提出する準備をする。

④　保健所の職員が調査

　調査内容：ⅰ）聞き取り調査，ⅱ）立入調査，ⅲ）書類提出（保存食，献立表，作業工程表，各記録簿または点検表等）

⑤　原因特定

　ⅰ）原因施設の特定，ⅱ）原因食品の特定，ⅲ）原因物質の特定

⑥　対　　策

　ⅰ）営業禁止や停止，ⅱ）原因食品の回収

（2）その他の事故

　その他の事故では火災などの他，異物混入や食物アレルギー，給食生産過程まで，給食施設で提供される食事の欠陥によって，喫食者が身体的に何らかの被害が生じたり，給食の提供時間の遅延等さまざまな事故が想定される。人身事故，および対物事故があるがいずれの場合においても，事故発生時には①事故確認者の氏名，所属部署名，現住所地，連絡方法等，②事故の種類，発生日時，発生場所，発生状況等，③事故内容等を把握し，状況に応じた対応をする。

表4－1　アレルギー発症分類

臨床型	原因・対象時期	頻度の高い食物
新生児・乳児消化管アレルギー	ミルクや母乳中のたんぱく質が原因で発症し，細胞性免疫に関与している。新生児期に多くみられる。	乳児期　牛乳（乳児用調製粉乳）
食物アレルギーの関与する乳児アトピー性皮膚炎	食物アレルギーが原因で皮膚の湿疹の増悪に関与している。乳児期に多くみられる。	鶏卵，牛乳，小麦，大豆など
即時型症状（かゆみ，蕁麻疹等）	原因となる食品を食べて2時間以内に症状が出現する。乳児期～成人期に多くみられる。	乳児～幼児：鶏卵，牛乳，小麦，そば，魚類，ピーナッツ等 学童～成人：甲殻類，魚類，小麦，果物類，そば，ピーナッツ等
食物依存性運動誘発アナフィラキシー（FDEIA）	原因食物を摂取した後に運動することによりアナフィラキシーが発症する。学童期～成人期に多くみられる。	小麦，えび，果物など
口腔アレルギー症候群（OAS）	果物や野菜に対するアレルギーに多い病型で食後に口唇等に腫れの症状が出現する。幼児期～成人期に多くみられる。	果物・野菜など

食物アレルギーの診療の手引き 2017　より一部改変

1.2　食物アレルギーへの対応

（1）食物アレルギーとは

1）食物アレルギーの起こる仕組み

　食物アレルギーとは，特定の食べ物に含まれるアレルゲンに免疫機能が過剰反応し，体に様々な症状が発症することである。発生機序は，IgE抗体が皮膚等に存在するマスト細胞に結合した状態でアレルゲンと接触すると，マスト細胞から化学伝達物質（ヒスタミン等）を分泌しアレルギー症状（蕁麻疹・腫れ等）が発症する。

2）食物アレルギーの種類・症状

　食物アレルギーの種類は5つに分類される（表4－1）。アナフィラキシーとは，即時性アレルギーの重症タイプであり，複数の臓器に症状が現れ，さらに全身性のショック症状を呈するものである。各施設で対応手順や症状チェックシート，緊急時個別対応票を作成する必要があり，緊急時には内服薬やエピペンなどを使用する。

3）食物アレルギーの動向とアレルギー原因食品

　即時型食事アレルギーの全国モニタリング調査[1]によると，年齢別発症頻度割合と新規発症率は0歳で最も多く，次いで1歳，2歳の順に多い。その後は年齢に伴い減少傾向である。また，年齢別発症頻度割合は18歳以上で，新規発症率は20歳以上で増加していると報告されている。よって，現在の食物アレルギーは，乳幼児期だけではなく成人でも発症している。

　学童期前までのアレルギー原因食品（以下，原因食品という）は鶏卵，牛乳，小麦で三大アレルゲンといわれ，他にも魚卵類，木の実類，果物類，落花生，甲殻類などの

表4-2　アレルギー表示

義務表示：特定原材料7品目						
○鶏卵	○乳・乳製品	○小麦	○そば	○落花生	○えび	○かに
推奨表示：特定原材料に準ずるもの21品目						
あわび，いか，いくら，オレンジ，キウイフルーツ，牛肉，くるみ，さけ，さば，大豆，鶏肉，カシューナッツ，豚肉，まつたけ，もも，やまいも，りんご，ゼラチン，バナナ，ごま，アーモンド						

2015年3月30日　「食品表示基準について」
2019年9月19日　「食品表示基準について」の一部改正についてより引用

原因食品がある。また，成人の三大アレルゲンもあり，小麦類，甲殻類，果物類が原因食品であるとの調査結果がある。

（2）加工食品のアレルギー表示

　食品表示法により，特定原材料7品目について容器包装された加工食品には表示義務が，特定原材料に準ずるもの21品目には表示の推奨が定められている（表4-2参照）。なお，店やスーパーで作られ，売られている惣菜や弁当，パンなどその場で包装されるものはアレルギー表示の義務はないため注意を要する。

　また，紛らわしい表示にも注意が必要である。卵殻カルシウム（鶏卵含まれず），乳化剤，乳酸菌，乳酸カルシウムなど（乳含まれず）など，名称だけ見ると原因食品が含まれると勘違いされやすい物がある一方で，ルーや肉の加工品には乳，小麦を含んだり，粉ミルクには大豆使用の商品があるなど，思いがけず原因食品を含むものもある。

（3）各施設における対応

1）生活管理指導表

　生活管理指導表は，アレルギー症状を正確に把握し，適切な対応をとるための資料となる。保育所では，保育所におけるアレルギー疾患生活管理表を厚生労働省が（https://www.mhlw.go.jp/content/000511242.pdf)，小学校では，学校生活管理指導表（アレルギー疾患用）を日本学校保健会が提示している（http://www.hokenkai.or.jp/kanri/kanri_kanri.html)。この書類を基に対応を検討し，各施設で特別な配慮や管理が必要である場合には保護者にこれを配布，医師による記載の後，保護者が各施設に提出し，保護者と施設との面談で食事等の具体的な対応を検討する。なお，除去食物を解除する場合，医師の指導により自宅などで食べて安全が確認された後，医師の指示に基づき保護者と関係機関の間で書面申請をもって除去の解除を行う。

2）児童福祉施設（保育所）におけるアレルギー対応

　対応の基本原則は，①安全・安心の確保の優先，②医師の診断で作成した生活管理指導表に基づく指導と保護者との連携，③地域の専門的な支援と関係機関との連携，④全職員を含めた関係者の理解共有の下での組織的な対応である。食事対応は，安全，

かつ作業を単純化することであり，完全除去か解除のどちらかで対応を開始することが望ましい。食事提供の原則は，原因食品を完全除去した除去食が基本となる。給食で食べるのが初めてとなる食物がないように献立表等で材料を提示し，できるだけ家庭で先に食べておいてもらうことが大切である。献立作成の際は，アレルギー食を別献立で考えるより，普段提供している献立の一部を変更すれば作業の効率化が図れる。献立作成で原因食品を除去する場合は，代替献立を検討する。そして，新規発症を誘発するリスクが高い果物や甲殻類，重篤な症状となる可能性があるそばやピーナッツは給食献立で利用しないことも症状誘発の予防となる。また，調味料や油脂などごく少量含まれている食品の除去が必要であるなどより厳格な除去が必要な場合，安全な給食提供が困難であるため弁当対応も検討する必要がある。

　施設設備として，調理室はアレルギー対応食の作業スペースがあり，専任の調理員が確保され，調理器具や食品の納品保管場所を区別する必要である。これらが困難な場合は，原因食品の混入防止のため，作業動線，作業工程の工夫と声出し確認することで誤配等の予防につながる。アレルギーが発生しやすい場所は，調理室での給食調理中と配膳時による誤配，食物等を扱う活動による誤食などである。

3）学校給食における食物アレルギー対応

　食物アレルギーを有する児童生徒にも給食を提供するアレルギー対応の基本原則は，①安全性の最優先，②医師による学校生活管理指導表の提出，③安全性確保のため，原則として原因食品の完全除去対応，④施設の設備と人員数が適切であるか勘案し過度で複雑な対応は行わない，⑤学校長を委員長とした学校給食に関する職種による食物アレルギー対応委員会等での組織的な運営，⑥教育委員会等が食物アレルギー対応について一定の方針を示すことである。献立作成のポイントは，安全性の確保のため使用食品や加工食品を明確化し，各料理に対して詳細な原材料を表記した献立とする。料理名も原因食品が使用されていることが明確にわかるもの（例：えびとたまごのスープ）がよい。また，発症数が多く，重篤度の高い原因食品を使用する頻度も検討する。最近は，原因食品が，同一製造ラインを使用している場合や原材料の採取方法（えび，かにを捕食している可能性がある等）を加工食品の原材料の欄外表記（注意喚起）を示しており，それらを確認後に除去するか検討する必要がある。なお，除去の必要がない調味料やだし，添加物においても微量で反応が誘発され重篤なアレルギー発症する可能性がある，多品目の食物除去が必要，食器や調理器具，油の共用ができない，施設の設備状況や人員等の体制が整っていないなど，安全な給食提供が困難な場合，完全弁当対応（すべて弁当持参）や一部弁当対応（除去が困難で対応が難しい料理については弁当持参）を検討する。原因食品を除く除去食対応の調理について，例えば，小麦粉の代わりに片栗粉を使用する等の工夫が必要である。また，原因食品を除く場合の代替食は，申請のあった原因食品を除き，それにより失った栄養価を別の食材料を用いた料理で補う対応法である。普段の給食と除去食の区別方法として，料理の形や器の種類を変えるなどして誤配を防ぐ工夫も必要である。

　施設設備として，アレルギー対応食専用の作業区域を区分けし，調理器具，食材を区別して保管，調理従事者もアレルギー対応専従とすることが望ましいが，専用の区分けができない場合，作業区域を施設内にアレルギー対応スペースとして設置し，専用の調理器具や機器，食材置き場を確保してアレルギー対応食を調理するとよい。また，調理後に献立名と原因食品の記載したカード等を置き，ダブルチェックや声出し等の確認作業を行い誤配防止をする。誤食等が発生しやすいのは，給食室や教室での配食時や，食物・食材を取り扱う授業，体育や部活動における運動時である。

1.3　災害への対応
（1）災害への備えと災害時の対応
　阪神・淡路大震災や東日本大震災等規模の大きな災害を経験する中で，災害時の危機管理を考慮した取り組みは重要である。規模の大きな災害発生時には，電気，ガス，水道および交通機関等のライフラインの停止が起きる。給食施設等ではライフラインの停止により，食材の納入が滞ったり，電気，ガス，および水道が止まったりと調理作業，給食の提供が困難な状況に陥る。そこで，平常時から3日間程度の備蓄食品（災害食）の確保や災害時の栄養アセスメント体制の整備等をしておかなければならない。
　備蓄食品は，災害発生からの期間によりその要件が異なる。特に災害発生の初期段階では，空腹を満たす（エネルギーを摂取する）ための食料としての役割が高くなる。ただ，災害のストレスからの健康障害は過去の災害でもよくみられることから，栄養面を考えた準備も必要となる。備蓄食品（災害食）は，①調理性，②包装，③栄養面，④保存性，⑤衛生面，⑥嗜好性，⑦価格について考え，決定することが大切である。給食施設では，初期段階では災害食を最大限に活用し，栄養士・管理栄養士は給食の早期平常化を図り，1日でも早く適切な給食の提供ができるようにしなければならない。
　また，公益社団法人日本栄養士会では，被災時に栄養・食生活を支援するための管理栄養士・栄養士等専門職向けの解説資料と，「災害時の栄養・食生活支援マニュアル」，備蓄食料品を使った簡単レシピ等，避難生活を送られている方々の食生活の参考となる資料を作成している。

（2）災害時における食物アレルギーへの対応
　炊き出しや大量調理での対応として，①料理に関する食材料や調味料，アレルギー表示を提示すること，②調理器具やディスポーザル食器の使い回しはしない（原因食品が付着している可能性があるため），③アレルギー対応食と同時に調理する場合は先にアレルギー対応食を調理し取り出してから調味し料理を仕上げる。
　また，自らが食物アレルギー罹患者である場合は，災害時には自分が食物アレルギー罹患者であることを周りに伝えることや，原因食品を食べないように注意することが大切である。そして，家庭での備蓄品は，アレルギー対応食品（日持ちのする食料品）を準備しておくことも必要である。

1.4　インシデントレポート

　多くの人が，日常生活，仕事中において，うっかり，または無意識のうちに作業を進めてしまい，失敗や事故の直前に気がついてヒヤリとしたりハッとしたりした経験があるのではないか。このような状況をヒヤリ・ハットという。ヒヤリ・ハットの経験は表に出ることもなく，忘れられてしまうことが多いが，実は今後も繰り返し起こすことが予想され，それは経験した本人のみならず誰にでも起こり得るものであるため，個人的な経験として軽視してはならない。そこで，ヒヤリ・ハットの情報を集めて分析し，安全管理に利用することで，職場全体で共通理解することが必要となる。

　作業中にヒヤリ・ハットが起きたときは，必ず報告することを職場のルールとし，インシデントレポート（インシデント＝事故発生の原因となりうる事態）として，用紙にその事実を簡単に記入する。このレポートは，再発防止に役立てるものなので，客観的に，誰が読んでもわかりやすく，５W1Hを意識して書くことが大切である。５W1HとはWhen（いつ），Where（どこで），Who（誰が），Why（なぜ），What（何を），How（どのように）であり，これらの要素を含むものとする。

　また，実際に失敗や事故を起こしてしまった場合に作成する報告書をアクシデントレポートという。目的，方法などはインシデントレポートに準ずる。

文　献

引用文献

1）今井孝成，杉崎千鶴子，海老澤元宏：消費者庁「食物アレルギーに関連する食品表示に関する調査研究事業」平成23年　即時型食物アレルギー全国モニタリング調査結果報告，アレルギー，65（7），2016

参考文献

・海老澤元宏，伊藤浩明他：食物アレルギー診療ガイドライン2016《2018年改訂版》，協和企画，2018

・柳田紀之，海老澤元宏ほか：厚生労働省「平成27年度子ども・子育て支援推進調査研究事業」保育所入所児童のアレルギー疾患罹患状況と保育所におけるアレルギー対策に関する実態調査結果報告，アレルギー，67（3），2018

・金田悟郎：消費者庁　平成30年度食物アレルギーに関連する食品表示に関する調査研究事業報告書
　https://www.caa.go.jp/policies/policy/food_labeling/food_sanitation/allergy/

・厚生労働省：保育所におけるアレルギー対応ガイドライン（2019年改訂版）
　https://www.mhlw.go.jp/content/000511242.pdf

・文部科学省：学校給食における食物アレルギー対応指針
　http://www.mext.go.jp/a_menu/sports/syokuiku/1355536.htm

・日本小児アレルギー学会：災害時のこどものアレルギー疾患対応パンフレット

第 5 章

給食の調理管理

1. 食材管理

1.1　食材管理の目的

　食材管理の目的は，献立計画で作成された献立を給食として実現（提供）するため，必要となる食材の購入計画から食材の出庫（使用）にいたる一連の各業務を管理し，滞りなく調理作業につなげることである。給食施設利用者の満足を得るため，給食の品質向上につながる食材選択をすることや，給食原価に占める割合が大きい食材料費支出に無駄が出ないようにすることは，食材管理の中でも重要な管理事項である。

　なお，大量調理施設衛生管理マニュアルの中には，食材管理に関連する項目も示されている（図5－1）。食中毒による衛生事故等を防ぐため，大量調理施設衛生管理マニュアル記載内容に沿って食材管理を行うことが求められている。

1.2　購入計画と方法

（1）食材の種類と購入計画

　日本食品標準成分表2020年版（八訂）には2,478もの食品が掲載されている。健康志向を反映した食品や調理後食品が含まれるほか，昨今の食事情等を踏まえた食品の掲載が増加した。未掲載食品を含めると，まさに膨大な数の食品が流通しているといえるため，各給食施設の目的や予算，献立計画に基づいたものになるよう，食材を正しく選別する知識や能力が必要となる。

　また，食材の購入計画では，業者との契約方法，発注方法，食材に合わせた保管管理方法等も含めて検討する。中でも生鮮食品は，気象条件が価格へ影響することが多いため，日頃から価格調査により相場の把握に努め，食材の購入計画に役立てる。

1）食材の種類

　給食では，食材を保管条件，保管温度，保管期間等により分類し，取扱いをしている。

① **生鮮食品（即日消費食品）**　　生鮮食品に該当する食品は，魚介類およびその加工品，肉類およびその加工品，卵類，豆腐・豆腐加工品，牛乳および乳製品，野菜類，果実類，きのこ類，パン，生めん類等である。これらの食品は鮮度の劣化が早いため購入（納品）後はすみやかに食品に適した温度で保管し，原則として当日使用（即日消費）するものとする。

② **貯蔵食品（在庫食品）**　　特性に合わせた保存方法により貯蔵することが可能な食品で，長期貯蔵食品，短期貯蔵食品に分けられる。生鮮食品とは違い，一定量をまと

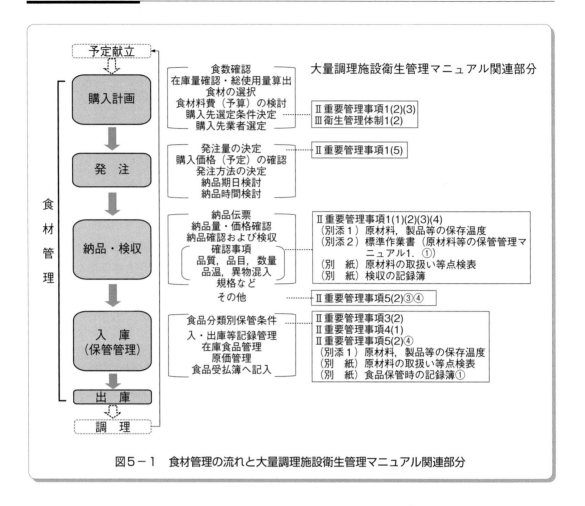

図5-1　食材管理の流れと大量調理施設衛生管理マニュアル関連部分

めて購入できる。

・長期貯蔵食品

　米などの穀類やその加工品，豆類，乾物類，缶詰，びん詰，みそ，しょうゆ等の調味料，香辛料，油など常温での保存が可能で一定期間おいても品質劣化が少ない食品。

・短期貯蔵食品

　根菜類，卵類，バター，マヨネーズなど，低温下であれば短期保存が可能な食品。

③　**冷凍食品**　　日本冷凍食品協会によると，冷凍食品とは，処理をした食材を急速凍結後，個包装し，-18℃以下（食品衛生法。大量調理施設衛生管理マニュアル（表5-1）では-15℃以下）で保管されるものとしている。冷凍することにより，品質の劣化を防ぎ長期保存が可能となる。調理済冷凍食品については，指定の加熱方法や解凍するだけで供することができるため，給食調理での活用が増えている。

（2）購入先の選定条件

　食材の良し悪しは，給食の出来上がりや品質に影響を与える。良質で安全な食材を

表5－1　原材料，製品等の保存温度

食 品 名	保存温度
穀類加工品（小麦粉，でんぷん） 砂　糖	室　温 室　温
食肉・鯨肉 細切した食肉・鯨肉を凍結したものを容器包装に入れたもの 食肉製品 鯨肉製品 冷凍食肉製品 冷凍鯨肉製品	10℃以下 －15℃以下 10℃以下 10℃以下 －15℃以下 －15℃以下
ゆでだこ 冷凍ゆでだこ 生食用かき 生食用冷凍かき 冷凍食品	10℃以下 －15℃以下 10℃以下 －15℃以下 －15℃以下
魚肉ソーセージ，魚肉ハムおよび特殊包装かまぼこ 冷凍魚肉ねり製品	10℃以下 －15℃以下
液状油脂 固形油脂（ラード，マーガリン，ショートニング，カカオ脂）	室　温 10℃以下
殻付卵 液　卵 凍結卵 乾燥卵	10℃以下 8℃以下 －18℃以下 室　温
ナッツ類 チョコレート	15℃以下 15℃以下
生鮮果実・野菜 生鮮魚介類（生食用鮮魚介類を含む）	10℃前後 5℃以下
乳・濃縮乳，脱脂乳，クリーム バター，チーズ，練乳	10℃以下 15℃以下
清涼飲料水（食品衛生法の食品，添加物等の規格基準に規定のあるものについては，当該保存基準に従うこと）	室　温

出典）大量調理施設衛生管理マニュアル別添1（1997年：最終改正2017年）

適正価格で入手するためには，信頼できる業者（納品業者）を選定することが重要である。よって購入先の業者選定時には，次の条件を含め検討することが望ましい。

① 　鮮度，品質，品揃え

② 　適正な価格設定

③ 　業者の経営状況

④ 　輸送能力および定時納品

⑤ 　業者の衛生管理

⑥ 　業者店舗の立地条件，交通事情

（3）契約方式

　契約方法は，主に次の4つの方式がある。食材の分類や特徴，予定する購入量に合う契約方式を採用し，購入先となる業者と契約を結ぶ。

1）随意契約方式

随意契約方式は，購入業者を限定せず，必要な時に任意（随意）で業者を選定し食材を購入する方法である。発注者が小売店や市場などで直接購入する場合もこの方法に該当する。価格変動が大きい魚介類，野菜類などの生鮮食品等の購入に適している。

2）相見積方式

相見積方式とは，購入を予定している食材の数量や規格，価格などを提示し，複数の業者から見積りを提出させる方法である。提出された見積り書を比較し，最も適当と判断した業者からの購入を決定する。食材購入の際に用いる代表的な方法である。

3）指名競争入札方式

指名競争入札方式とは，購入を予定している食材の数量や規格，納入時期の他，入札条件等を提示し，発注者が指名したいくつかの業者から同時に入札させ，競争させる方法である。最も良い条件の業者と契約を結ぶことができる。時間がかかるため，価格変動が小さく長期貯蔵食品等の大量購入に向く。

4）単価契約方式

単価契約方式とは，食材ごとに単価を決めて契約する方法である。他の契約方式と単価契約方式を併用する場合がある。

（4）食材料の発注

発注とは，献立で使用する食材料を業者に注文することである。1人当たりの純使用量に，予定食数を乗じて算出したものが総使用量であり，それが発注量となる。廃棄が伴う食材については，廃棄分を含めて総使用量（発注量）を算出しなければならない。また，食材ごとに規格（包装，大きさ，重量等）が設定されているものもある。規格の有無については，業者に問い合わせするなど事前に調査し，必要量を満たしつつ過剰な購入にならないよう注意しながら，規格に合わせた発注を計画する。発注時には，調理作業に支障をきたさない納品希望日時も確実に業者へ伝える。

1）発注量の算出

① **廃棄のない食材**

発注量＝1人当たりの純使用量×予定食数

② **廃棄のある食材**

発注量＝1人当たりの純使用量÷可食部率*（%）× 100 ×予定食数

または

発注量＝1人当たりの純使用量×（1÷可食部率*（%）× 100）×予定食数

※可食部率（%）＝ 100 − 廃棄率（%）（食品標準成分表または，各施設で算出した廃棄率を利用）

③ **発注係数を用いた発注量の算出**　　発注係数とは，発注量の計算を簡易化するために用いる係数である。1人当たりの純使用量に発注係数と食数を乗じるだけで発注量を算出できる。廃棄率や発注係数が同じ食材をまとめ，発注換算係数食材一覧表等を作成しておくと，複雑になりがちな発注量算出の計算を効率的に行うことができる。

表5−2　発注書の例

発　注　書　　　　No.

○○○○　青果店　様
下記の通り納品願います。

連絡先○○○小学校　給食室
電話　1234−5678
担当名　　○○　○○

発注日　　年　　月　　日

納品日 月／日（曜）	納品時間	食品名	数量	単位	備考
6/15（月）	8：00	卵	50	個	Mサイズのもの
		じゃがいも	3	kg	男爵

発注係数 = 100 ÷ 可食部率(%)

発 注 量 = 1人当たりの純使用量 × 発注係数 × 予定食数

2）発注量決定時のポイント

①算出した発注量は，使用食材の特徴に合わせ，g単位，kg単位等で切りのよい数値に丸めて使用する場合がある。また，規格（包装，大きさ，重量等）が設定されているものは，規格単位に合わせた量（数）で発注する。

〈発注量算出例〉食数130人の給食施設で，1人当たりの純使用量20gの青ピーマンを使用する場合の発注量を算出する。ただし，廃棄率を15%とする。

$20 × \{100 ÷ (100 - 15)\} × 130 = 3058.8235\cdots$ g　≒3.1Kg　　発注量 = 3.1kg

②食材のうち，指定したい事項（サイズ，規格等）がある際には，発注時に業者側へ伝えることができるよう発注書の書式（備考欄などを利用）を工夫する（表5−2）。

3）発注の時期

発注の時期は，食品の分類（生鮮食品（即日消費食品），貯蔵食品（在庫食品），冷凍食品など）により異なる。まずは希望する納品日時を決め，それに伴い発注する時期を決定する。

① 生鮮食品（即日消費食品）の場合　使用する1週間～2週間程度前に，数日分の発注を行う。納品は原則として使用当日とする。発注量に変更が生じた場合の対応として，変更可能な期限を業者と打ち合わせにより決めておくとよい。

② 貯蔵食品（在庫食品）および冷凍食品等の場合　献立内容や使用頻度等を考慮の上，保管条件，保管スペース，設備の状況に合わせて発注量を決める。米，小麦粉，調味料，油など，使用頻度の高い食材については，在庫量の不足により調理作業に支障をきたすことがないよう，食品受払簿による確認や棚卸しを行い，在庫量の把握に努め，定期的に発注作業を行うことが必要である。

4）発注方法

発注方法には，①発注用伝票，②FAX，③電子メール（パソコン），④電話および

直接口頭で伝える等がある。どの方法を用いるかは，発注先業者（納品業者）と事前に打ち合わせを行い，最も確実に発注内容を伝えられる方法を採用する。

　なお，発注伝票や発注書（内容）は，複写やコピーなどを利用して控えを作成し，発注元（給食施設）と発注先（納品業者）で同じ内容を共有できるようにしておく。

（5）納品および検収

　発注した食材は，指定した日時に納品される。検収とは，納品時に検収担当者立ち合いのもと，発注通りの品質，数量，適切な品温であるかを発注伝票控えと納品伝票を照合し，現品を点検しながら受け取ることである。検収の段階で不適合と判断した食材については，納品せず返品および取り換えなどを納品業者に依頼する。

　なお，検収担当者について，大量調理施設衛生管理マニュアルⅡ重要管理事項１．（４）には，「原材料の納入に際しては調理従事者等が必ず立ち合い，検収場で品質，鮮度，品温（納入業者が運搬の際，別添１（表５−１）に従い，適切な温度管理を行っていたかどうかを含む），異物の混入等につき，点検を行い，その結果を記録すること」と示されている。検収は，栄養士・管理栄養士および食品識別能力を有する者が担当し，間違い等のミスを防ぐため，原則として複数人で行うようにする。

　また，検収の際には，大量調理施設衛生管理マニュアル「別紙　原材料の取扱い等点検表」（p.49，表３−５）および「別紙　検収の記録簿」（p.50，表３−６）またはそれに準じた様式を用いて記録する。

（6）食品の流通

１）低温流通システム（コールドチェーン）

　食材が消費者に届くまでの間，食材ごとに冷凍，氷温，冷蔵等，適した温度で品質を保ちながら行う流通を，低温流通システム（コールドチェーン）という。品質劣化は衛生事故につながるおそれもあり，低温流通システムを利用するなど，適切な管理下で食材を納品できる業者等を選定することが必要である。

２）カミサリーシステム

　カミサリーシステムとは，複数の給食施設が共同して流通センターを設置して，使用する食材等をまとめて購入し，保管管理，配送までを行う食材調達システムである。同じ食材を一括して大量購入することで，流通経路を省略できるため食材費や経費の削減につながる。また，給食施設側は，必要な食材料等を１か所にまとめて発注できるので，発注作業を軽減できる合理的なシステムといえる。

1.3　保管・在庫管理
（1）保管方法

　納品・検収後の食材は，速やかに専用容器に移し替え，使用するまでの間，適切な温度と管理下で保管しなければならない。大量調理施設衛生管理マニュアルⅡ重要管

理事項３．二次汚染の防止（２）では，「原材料は，隔壁等で他の場所から区分された専用の保管場に保管設備を設け，食肉類，魚介類，野菜類等，食材の分類ごとに区分して保管すること。この場合，専用の衛生的なふた付き容器に入れ替えるなどにより，原材料の包装の汚染を保管設備に持ち込まないようにするとともに，原材料の相互汚染を防ぐこと」としている。納品された食材は，食材の分類ごとに各給食施設で定めた場所に確実に保管し，食材間で汚染のないように取り扱わなければならない。なお，貯蔵食品を使用する際には，先入れ先出しを徹底し，賞味期限や消費期限の近いものから使用することを原則とする。

（２）保管温度条件

　納品された各食材は，大量調理施設衛生管理マニュアルに規定された保存温度（表5-1）を守り，食材の分類に合わせて保管する。大量調理施設衛生管理マニュアル別紙「食品保管時の記録簿①原材料保管時」（表5-3）には，品目名，搬入時刻および搬入時設備内（室内）温度を記録する様式が示されている。食材を適切な温度で保管するためには，保管設備の状態把握（記録）も必要である。

（３）T-T・T

　食品の保管温度と保管可能期間との関係を，T-T・T（time-temperature tolerance：時間－温度・許容限度）という。食品の劣化は，温度と時間が大きく影響することを示したものである。食材の保管管理時はもちろんのこと，食材の流通（低温流通システム：コールドチェーン）の際にもT-T・Tの理論が活用され，品質を維持するための食材の保存，保管に対する研究が進められている。

（４）食品受払簿

　食品受払簿は，貯蔵食品（在庫食品）に該当する食材を受け入れた日，受け入れた量（入庫），使用量（出庫），在庫残量を確認することを目的に用いられる。食材の入出庫の際に食品受払簿への記録を行い，記載した在庫残量数値と実際の在庫残量が一致することが基本となる。食品受払簿により，貯蔵食品（在庫食品）の在庫残量を随時正しく把握できれば，発注計画を円滑に進めることができる。なお，表5-4の食品受払簿例のように，入出庫および在庫残量とともに，入出庫，在庫金額をそれぞれ記載しておくと，貯蔵食品（在庫食品）購入および支払い額が明確でわかりやすくなる。

（５）在庫下限量

　貯蔵食品（在庫食品）を一定量まとめて購入し，在庫として保管管理する場合がある。管理には，食品受払簿の記録を活用し，貯蔵食品の在庫残量把握につとめる。

　在庫残量に対し，必要な時に必要な量を不足なく使用できる最低限の量，すなわち下限量を設定しておく。これを在庫下限量という。貯蔵食品（在庫食品）が在庫下限

表5−3　食品保管時の記録簿

			平成　　年　　月　　日		
			責任者	衛生責任者	

①原材料保管時

品目名	搬入時刻	搬入時設備内（室内）温度	品目名	搬入時刻	搬入時設備内（室内）温度

②調理終了後30分以内に提供される食品

品目名	調理終了時刻	品目名	調理終了時刻

③調理終了後30分以上に提供される食品

ア　温かい状態で提供される食品

品目名	食缶等への移し替え時刻

イ　加熱後冷却する食品

品目名	冷却開始時刻	冷却終了時刻	冷却設備への搬入時刻	保冷設備内温度	保冷設備からの搬出時刻

ウ　その他の食品

品目名	冷却設備への搬入時刻	保冷設備内温度	保冷設備からの搬出時刻

〈進言事項〉

出典）大量調理施設衛生管理マニュアル別紙（1997年：最終改正2017年）

表5−4　食品受払簿例

在庫食品（長期貯蔵食品）

受　　払　　簿

食品名　　精　白　米

月／日	適用	入　庫			出　庫		在　庫		備　考
		受　入（kg）	単　価（円）	合計金額（円）	出　庫（kg）	金　額（円）	在　庫（kg）	金　額（円）	
5/23	30kg×3袋	90	350	31,500			90	31,500	
5/28					2.4	840	87.6	30,660	

量を下回ると，調理作業に支障をきたすおそれがあるので，常に食品受払簿から在庫量を確認し，下限量に近くなった食材については，余裕をもって発注計画を立て，納品されるように発注を行う。一方で，貯蔵食品（在庫食品）は，予算執行可能な範囲，食品の保管温度別設備および保管スペースの確保，食品の品質が保たれることなどを条件に，受け入れ（入庫）する**在庫上限量**を決める。

1.4　食材管理の評価

（1）食材料費の算出

　食材料費は，給食原価に占める割合が大きいため，一定の期間ごとに，支出した食材料費を算出し，食材料費の運用状況を評価しなければならない。期間始め（期首）に貯蔵食品（在庫食品）の在庫残量分の金額と，期間中に支払った金額（即日消費食品を含む）から，期間終わり（期末）における貯蔵食品（在庫食品）の在庫残量分の金額を差し引くことで食材料費が算出される。求めた食材料費を累計食数で除すことで1食当たりの食材料費が割り出される。食材料費を確認することにより，発注計画（購入予定価格等），納品および検収時の確認，食材の保管，廃棄率が適正であったかなどを評価，検討する。その結果を献立計画や購入計画にフィードバックし，次の計画の改善につなげる等に活用する。

> 食材料費の算出：食材料費＝期首在庫金額＋期間支払金額－期末在庫金額

（2）ABC分析

　食材管理では，ABC分析法を用いて食材費支出を評価する場合がある。分析結果は，食材料費支出の効率化を図る手立てとし次の購入計画に役立てる（図5−2）。

ABC分析方法

① ある一定期間内における食材購入額が大きい順に並べて累積比率を求め，累積比率から下記のようにABCのグループに分類する。

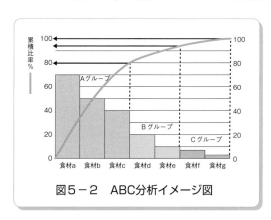

図5−2　ABC分析イメージ図

② Aグループ：食材費累計比率が
70 〜 80％以内
Bグループ：食材費累計比率が
80 〜 95％
Cグループ：食材費累計比率が
95 〜 100％

　Aグループに該当する食材は，購入額が大きいグループになる。よって，Aグループの食材を重点的に管理すると，経費削減につながる。

（3）在庫量調査（棚卸し）

　定期的に食品受払簿の帳簿上の在庫量と，実際の在庫残量を照合することを在庫量調査（棚卸し）という。両者に差がある場合には，食品受払簿を修正し，在庫残量と一致させる。差が確認された場合には，貯蔵食品（在庫食品）の使用や管理が適切に行われていたかなどの原因を調査し，在庫食品管理の改善を図る。

2．調理作業管理

2.1　調理作業管理の目的

　調理作業（生産）管理の目的は，喫食者が満足する給食を提供するために，効率，品質および衛生の面から，調理作業を標準化して最適化を図ることである。

　そのためには，施設の規模，設備，調理担当者数，調理機器，喫食時間などの条件に合わせて，製品（料理）の品質基準の目標達成を目指して，PDCAサイクル（計画（Plan），実施（Do），評価（Check），改善（Act））の順で調理作業を行い，これを絶え間なく続けることが重要である。図5－3に給食の調理作業管理の概念図を示す。

　ここでいう品質基準の目標とは，栄養・食事計画に基づいた献立を給食施設で調理し，安全でおいしい給食を指定時刻に提供することを指す。

PDCAサイクルによる調理作業

①　作業指示書，作業工程表の作成など，作業全体の**計画**（Plan）を立てる。

②　計画に沿って，下処理・下準備・主調理・盛付け・配食を**実施**（Do）する。

③　計画通り実行されたか，改善点はないかなど結果について**評価**（Check）する。

④　評価の結果を踏まえ，**改善**すべき点があれば次の調理に反映（Act）させる。

　また，喫食者が満足する給食を提供するためには，製品（料理）の品質に加え，衛生的な食器・食具の使用，喫食場所の環境整備，接客態度，価格面などについても考慮する必要がある。さらに，**調理従事者**（man）は，調理する**食材**（material）の量に合った**機器類**（machine）を用いて，大量調理に適した**方法**（method）で，調理する必要がある。この，人，物，設備，方法を生産の4Mという。

　しかしながら，何よりも大切なことは，調理従事者の「安全でおいしい料理を提供する」という意識と責任感，そして「調理従事者同士のチームワーク」である。そのためには，作業の3M（ムリ・ムダ・ムラ）を削減し，合理的で適切な調理作業を行うことができる組織作りが不可欠である。

2.2　調理作業管理の実際

（1）適 温 給 食

　適温給食とは，製品（料理）を適温の状態で提供することで，喫食者の満足度を向上させるうえで，不可欠な条件である。このため，配食時間に合わせた調理作業計画を立てる必要がある。また，大量調理は調理終了後から喫食までの時間が長いことから，保温や保冷機器の活用が必須である。

　製品（料理）の味を保ち，かつ細菌の増殖を防止する観点から，加熱調理後に食品を冷却する場合はブラストチラーなどの機器を使用して調理後 30 分以内に中心温度を 20℃付近（または 60 分以内に中心温度を 10℃付近）まで下げるように工夫する。また，調理後ただちに提供される製品（料理）以外の，和え物やサラダなど保冷を要するものは 10℃以下で，煮物や焼き物など保温を要するものは 65℃以上で温度管理を行って保管する。なお，喫食は調理終了後から 2 時間以内にすることが望ましい。

　おいしいと感じる料理の温度は一般的に体温（36℃〜37℃）に対して±25〜30℃で，冷たい料理では 6〜12℃，温かい料理では 61〜67℃といわれるが，個々の喫食者に適した温度管理も必要である。適温給食を実施するため，冷たい料理ではコールドテーブルや冷蔵ショーケースなどを，温かい料理ではスープケトル，温蔵庫などを活用する。この他，保温と保冷が両方同時にできる温冷配膳車や，保冷機能に加え加熱が必要な料理を時間に合わせて再加熱できる保冷・加熱カートなども開発・利用されている。

　一方，保温中の時間経過による料理の重量変化やかたさ・食味の変化などの品質変化は避けられないため，使用機器別に対策が必要である。また，施設により設備，供給システムが異なるため，提供にあたっては，喫食者および提供者の動線とともに保冷または保温設備のある運搬車を用いるなど，配送手順も考慮する。

（2）大量調理の特徴・品質

　大量の食材料を使用するため，調理時間の短縮および労働力の節約を図るうえから，調理にあたっては施設に合った大型の調理機器類を使用する。また，大量調理は少量調理と異なり，①調理開始から喫食までの時間の長さ，②廃棄率の変動，③水分量の変動，④加熱調理における温度変化，⑤煮物の煮崩れ，⑥調味濃度の変化などによる影響を受ける。そのため，これら大量調理の特徴をふまえて，常に一定の仕上がりになるように，施設ごとに下処理，加熱および調味に関する作業工程を標準化する必要がある。その他，大量調理において品質に影響をおよぼす要因として，衛生管理基準に従うために仕上がりの加熱温度が高い（中心温度 75℃ 1 分以上）点や効率化に対応した調理機器導入による調理作業のポイントが異なる点があげられる。

①　**調理開始から喫食までの時間の長さ**　　調理の開始から終了までに時間を要し，食材の使用量や使用機器の種類によっても作業時間が変動する。また，調理従事者個人の調理技術の差により，味や作業時間に差が生じやすい。さらに，配膳にも時間を要し，料理の出来上がりから喫食までの時間の長さによる影響を受ける。

②　**廃棄率の変動**　　大量の食材を処理するため廃棄量が多い。また，同じ食材であっても，食材の品質や規格・生産時期，下処理方法，使用機器（ピーラー，切裁機器），食材の切り方，あるいは使用機器への食材の付着や調理従事者の技術レベルによっても廃棄量は変動する。調理作業の標準化は，廃棄率の変動幅を小さくすることに役立つため，施設ごとの廃棄率記録表の作成が望ましい。

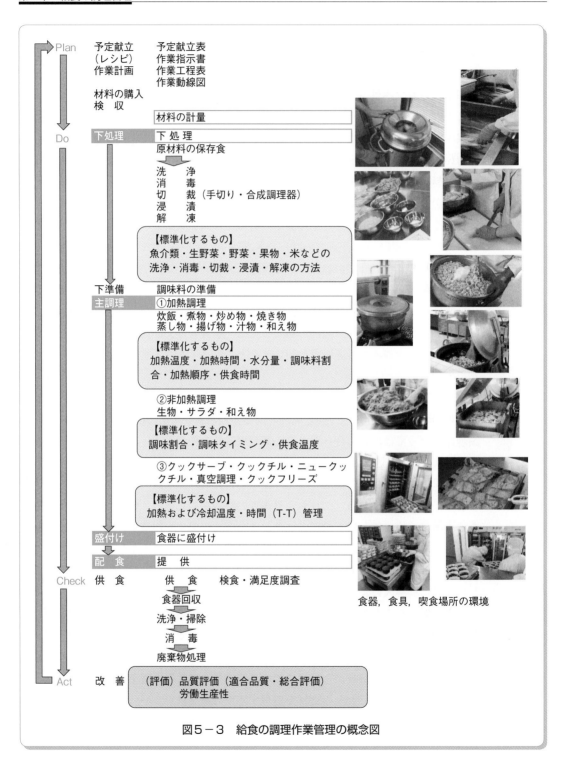

Plan	予定献立 （レシピ） 作業計画	予定献立表 作業指示書 作業工程表 作業動線図
	材料の購入 検　収	
		材料の計量
Do	下処理	下 処 理
		原材料の保存食
		洗　　浄 消　　毒 切　　裁　（手切り・合成調理器） 浸　　漬 解　　凍

【標準化するもの】
魚介類・生野菜・野菜・果物・米などの
洗浄・消毒・切裁・浸漬・解凍の方法

下準備　調味料の準備
主調理　①加熱調理
　　　　炊飯・煮物・炒め物・焼き物
　　　　蒸し物・揚げ物・汁物・和え物

【標準化するもの】
加熱温度・加熱時間・水分量・調味料割
合・加熱順序・供食時間

　　　　②非加熱調理
　　　　生物・サラダ・和え物

【標準化するもの】
調味割合・調味タイミング・供食温度

　　　　③クックサーブ・クックチル・ニュークッ
　　　　クチル・真空調理・クックフリーズ

【標準化するもの】
加熱および冷却温度・時間（T-T）管理

盛付け　食器に盛付け
配　食　提　供

Check　供　食　　供　食　　検食・満足度調査
　　　　　　　食器回収
　　　　　　　洗浄・掃除
　　　　　　　消　毒
　　　　　　　廃棄物処理

　　　　　　　食器，食具，喫食場所の環境

Act　改　善　（評価）品質評価（適合品質・総合評価）
　　　　　　　　　労働生産性

図5-3　給食の調理作業管理の概念図

③　水分量の変動（付着水・脱水や放水・水分蒸発）

　a．付着水（洗浄後の条件）

　洗浄後の水切りが不十分な場合は付着水や給水量が増加するため，味付け濃度，加熱温度に影響を及ぼし，料理の品質にも影響する。また，野菜の洗浄後の付着水は茹で水の温度降下を大きくする。

　b．脱水や放水（調味後の条件）

　調味操作後，時間経過に伴って脱水や放水量が多くなるため，味付け濃度が薄くなり，歯触りや色彩が悪くなるなどの品質低下が起こる。

　食品からの放水量は，加熱時間，塩分濃度やしぼり方により異なる。さらに調理時間が長くなると放水を進行させ，味に影響を及ぼす。和え物は提供直前に調味することで影響を緩和できる。サラダなどは，調味を別にして盛付けると影響が少ない。

　c．水分蒸発（加熱時の条件）

　調理量が多いため，使用機器，火力および加熱時間により蒸発量が変動する。一般的に，大量調理は少量調理と比較して加熱中の蒸発率が低いため，煮物・汁物の加水量を少なめにしなければ出来上がりが水っぽく，薄味になるなど品質に影響する。

　一方，汁物は大量調理では調味から配食・喫食までの時間が長いため，その分，水分が蒸発し，塩分濃度を一定に保つのが難しい。配食中に蓋を閉めるなどして蒸発量を少なくする必要がある。

④　加熱調理（炊飯，茹で物，揚げ物，炒め物）における温度変化

大量の水や油などは調理適温までの温度上昇の速度が緩慢であり，温度が降下した場合も，適温に回復するまでに時間がかかるため，製品（料理）の品質低下を招きやすい。また，使用加熱機器（回転釜，ティルティングパン，フライヤー，スチームコンベクションオーブン）の性能，熱容量，食品投入量によって必要な加熱時間が大きく異なるため，加熱時間は一定温度に達してからの時間とし，食材の投入量，加熱時間および食材を投入するタイミングを標準化する必要がある。

　また炒め物では，使用加熱機器の加熱時間や撹拌操作により熱源消火後も余熱が続くため，色・硬さ・テクスチャー（食感）など品質に影響する。余熱を考慮することにより，加熱時間の短縮と省エネルギーを図ることができる。

⑤　煮物の煮崩れ

和風の煮物では，少量調理と比べ加水量が少なく，使用する加熱機器の形状によって加熱度合いが異なるため，操作を誤れば煮崩れが生じやすくなる。例えば，大きな機器を使用して食品を加熱すると，火を消した後もなかなか温度が低下せず過加熱となり，食材料の重量に圧迫されて煮崩れが生じやすい。

　このため，使用する加熱機器に応じて，1回の仕込み量，煮汁の量，加熱速度や余熱を含めた加熱時間などを標準化する必要がある。また，余熱を利用することにより省エネルギーを図ることができる。

⑥　調味濃度の変化

調味濃度に影響する要因は，付着水・脱水や放水・水分蒸発である。また，汁物などは保温時にも，味の濃度が変化することがある。

表5－5　調味の割合（調味パーセント）の使い方

汁　物	実の少ない汁…だし汁に対しての割合 実の多い汁…だし汁，または出来上り容量に対しての割合
煮　物	煮上がったとき，煮汁を残さないもの…全食品材料に対しての割合 すき焼き風煮などの煮汁が残るもの，中華風の炒め煮など…食品材料とスープ（だし汁）に対しての割合 おでん…だし汁に対しての割合
和え物	調味前の食品材料に対しての割合 　下味…加熱前または加熱後の重量 　和え衣…下調理後の重量
サラダ	生，または下調理後の重量に対しての割合
ソース類（ホワイトソース，カレーソースなど）	出来上り重量に対しての割合
味付け飯	具と飯，または具と米に対しての割合
焼き物，揚げ物	生の重量に対しての割合で行うが，調理による重量減少を考慮する。例えば，塩味を1％にしたいとき，加熱後の重量が80％になるものは，生の重量の0.8％にする。

出典）殿塚婦美子編著：改訂新版大量調理－品質管理と調理の実際，学建書院，2016

　味付け濃度は，少量調理1人分の量を単位に人数倍して調味すると，濃いめの味になってしまうことが多いため，大量調理の場合は，調味パーセントを用いる。

　味の恒常化には，調味料の数量化とともに調味作業時間の標準化が必要である。

⑦　その他

＊衛生管理基準に準じた加熱温度

　焼物・揚げ物などにおいての衛生管理基準である中心温度が75℃1分以上に従うため，仕上がりの加熱温度が高い。

＊調理機器導入による効率化

　スチームコンベクションオーブンと回転釜では，蒸し物や煮物などの作業ポイントが違う。

（3）調味の標準化

　調味は，料理のおいしさを決める大切なポイントである。このため，常に予定の味に仕上げることができるよう，調味料の使用量を数量化するとともに，調理過程での調味作業を標準化しなければならない。

　調味料の使用量は，調理するものの量（食材料の重量や水量）に対する**調味料の割合（調味パーセント）**で決める。調味パーセントの使い方を表に示した（表5－5）。

　調味の割合（調味パーセント）を用いることで，調味担当者や食数に変更があっても味の標準化を図ることができる。調理では，調味料は一度に全部入れず，まず7～8割程度を加えて味見したのち，出来上り間際に残りの調味料で味を調えると，調味の不均一を防ぐことができる。

表5−6　調理作業指示書（例）

料理区分：主食・主菜・副菜1・副菜2・汁・デザート
料理名：白米

食品名	1人分			(100) 人分		調味%(%)	調理作業の指示
	純使用量（g）	廃棄率（%）	使用量	純使用量（kg）	使用量（kg）		
精白米	75	0	75	7.5	7.5	0	100人分を2釜でセットする 1釜50人分 （下処理室） ①米を計量する ②洗米機に米をセットする ③2〜3分間洗米する ④洗米をザルにあげ，水切りする ⑤パススルー冷蔵庫に入れる 　（準清潔作業区域） ⑥パススルー冷蔵庫より米を取る ⑦炊飯釜に米を入れる ⑧水を計量する ⑨炊飯釜に水を入れ，侵漬する 　（30〜60分） ⑩立体炊飯器にセットし，点火する ⑪炊き上がったら，重量を計る ⑫1人分を計算する＊ ⑬白飯を撹拌する ⑭ライスウォーマーに移す ⑮1人分の重量を器に盛る
水	105	0	105	10.5	10.5	0	

使用機器	衛生上の重要管理点（CCP）	使用器具	盛付け重量の計算
洗米機 立体炊飯器 ライスウォーマー	下処理室での水切りによる二次感染防止 下処理専用機器の使用 　（ザル・ボウル） 加熱温度と時間の管理 喫食時間までの温度管理 　（65℃以上）	タイマー （洗米用・侵漬用） ・計量器 ・計量カップ ・ザル ・ボウル ・しゃもじ ・茶わん	＊1釜の全体重量　　14,100 g 釜の重量　　▲5,100 g 出来上がり重量　　9,000 g 1釜の人数（50人分）　÷50 1人分の重量　　180 g

　調理過程での調味作業の標準化にあたっては，食材の重量や使用機器の違いに応じて調味の順序やタイミングを定めるなど，施設ごとに作業工程を計画する必要がある。

（4）調理工程の計画

　調理工程の計画作成にあたっては，安全かつおいしい給食を提供するために，給食施設の資源である調理従事者の**専門性**（specialization）と設備を最大限活用することにより，いつでも同じように調理できるように，調理作業を**単純**（simplification）で，かつ，わかりやすく**標準化**（standardization）する必要がある。

　また，作業を計画する際には，迅速性，正確性，安易性，安全性および経済性の5項目が重要である。さらに，大量調理では，主作業（調理）に伴う付帯作業（食器の準備などの準備作業や洗浄・廃棄物処理などの後始末作業）が多いため，作業工程を考える上で重要なポイントとなる。

　給食（クックサーブ方式）の一般的な調理作業工程は，下処理→下準備→主調理→盛付け（配膳）→配食→供食→食器回収→洗浄・掃除→消毒→廃棄物処理の順で行われる。

　この順に沿って作業を進めるため，**調理作業指示書**（表5−6）と**作業工程表**（図

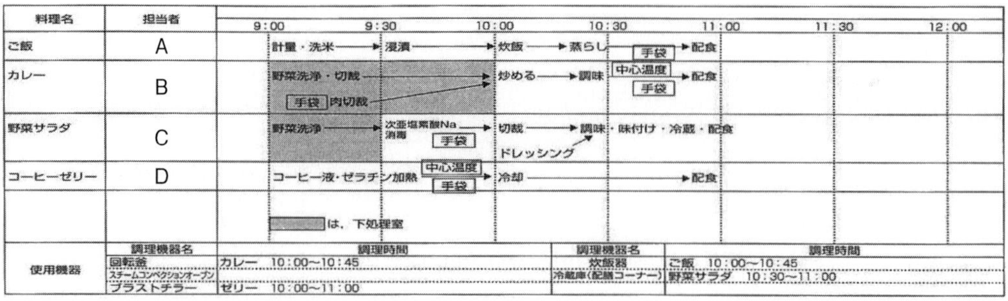

料理名	担当者	9:00　　9:30　　10:00　　10:30　　11:00　　11:30　　12:00
ご飯	A	計量・洗米 → 浸漬 → 炊飯 → 蒸らし [手袋] → 配食
カレー	B	野菜洗浄・切截 [手袋]内切截 → 炒める → 調味 中心温度 [手袋] → 配食
野菜サラダ	C	野菜洗浄 → 次亜塩素酸Na消毒 [手袋] → 切截 → 調味・味付け・冷蔵・配食　ドレッシング
コーヒーゼリー	D	コーヒー液・ゼラチン加熱 中心温度 [手袋] → 冷却 → 配食
		▨ は，下処理室

使用機器	調理機器名	調理時間	調理機器名	調理時間
	回転釜	カレー　10:00~10:45	炊飯器	ご飯　10:00~10:45
	スチームコンベクションオーブン		冷蔵庫(配膳コーナー)	野菜サラダ　10:30~11:00
	ブラストチラー	ゼリー　10:00~11:00		

図5-4　作業工程表の例

出典）上地加容子・片山直美編著：給食のための基礎からの献立作成，建帛社，2016

5-4）を作成する。

　調理作業指示書（レシピ）とは，予定献立表に基づいて調理する際のより詳細な指示書のことで，料理名，食材料の使用量・切り方，使用器具，調理の温度や時間，調味パーセント，衛生上の重要管理点（CCP）などを記載する。

　作業工程表とは，調理ごとに調理操作の種類と順序および調理・作業の時間配分，作業分担，使用する調理機器，作業区域などを記載したもので，施設によって異なる。

【作業工程計画の手順】

①調理作業指示書をもとに提供時間に合わせた料理ごとの出来上がり時刻を設定し，調理終了後速やかに喫食されるよう工夫する（時間）。

②調理従業者の配置は，仕事内容，必要時間，仕事量，作業能力・習得技術を見極めた上で担当を決定する。1日ごとの作業の分業化を図ることが望ましい。その際，勤務体制もあわせて計画する（人）。

③大量調理機器や器具の性能を見極め，重複を避け，順番と時間を決めて使用する（機械）。

④製品（料理）ごとの出来上がり時刻から必要時間を逆算して，各料理の下処理作業から主調理までに要する時間を予測し，開始時刻と出来上がり時刻を設定する（時間・作業）。

⑤主調理の調理方法や盛付けなどの作業時間を標準化する（作業）。

⑥調理以外の付帯作業には，作業前の調理機器の整備・洗浄・消毒，食器の洗浄・保管，給食室・食堂の清掃などがあり，作業を配分してマニュアル化する（作業）。

⑦作業時間や調理従事者に変更があった場合にも対応できるよう，余裕を持った調理体制を作る（人・時間・作業）。

⑧衛生面で必要な手順を決める。生の食材の次亜塩素酸ナトリウムによる殺菌方法や盛付け台などのアルコール消毒方法，作業場所の温度・湿度管理，衛生手袋やマスクの使用など作業手順を定めて単純化する。例えば衛生手袋を使用する場合，下処

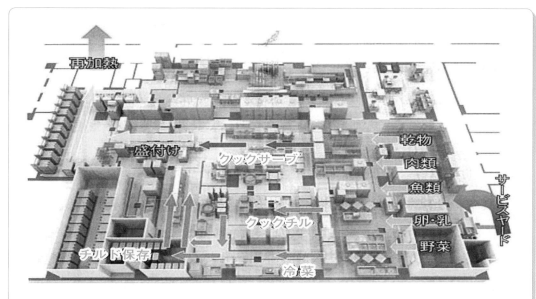

図5－5　作業動線図

出典）日本栄養士会雑誌，第60巻第3号，p.7，2017

理の際は青色，盛付けの際は白色とするなど，作業によって色を変える。衛生管理者は調理従事者等と作業分担等について事前に十分な打ち合わせを行う（人・衛生）。

⑨作業動線の計画にあたっては，厨房のレイアウト図などを用いて人および食品（料理）の作業動線を決定する。作業動線を図5－5に示す。下処理室と調理室の区分，下処理は汚染作業区域で確実に行い，非汚染作業区域を汚染しないようにし，移動は極力行わないようにする。無駄な動きや無理な移動がないかを検討する。作業動線を一方方向で行い，短くする（衛生）。

⑩安全で衛生的な食事の適時適温での提供や食中毒予防のために，温度や時間，二次汚染の重要管理点（CCP）を工程表に記入する（衛生）。

（5）作業の標準化

作業の標準化とは，調理従事者の誰が担当しても常に同じ品質の製品（料理）ができるようにすることである。そのためには，大量調理施設ごとの条件に適した作業内容を決定の上，マニュアル化する必要がある。表5－7に作業の標準化と方法，表5－8に調理の標準化のポイントを示す。また，盛付けのポイントは以下の通りである。

①　食欲をそそるような配色や，立体的に盛付ける。盛付けの完成図を用意する。

②　盛付けの場所を整理し，消毒する。

③　盛付け担当者を決め，マスク・手袋を着用するなど衛生面に注意する。

④　手順・動線を決め，流れ作業がスムーズにできるように配置する。

⑤　料理に適した消毒済み食器を必要数用意する。欠損・汚れのあるものは使わない。

表5－7　作業の標準化と方法

	標準化の内容	帳票およびマニュアル書
全　体	調理従事者の管理	勤務予定一覧表（シフト表）
		出勤簿
	衛生（設備，人，食品）	大量調理施設衛生管理マニュアル
		個人衛生チェック表
	水質検査	水質検査表
	施設の温度・湿度（下処理室・調理室）	下処理室・調理室の点検表
	冷蔵庫・冷凍庫	冷蔵庫・冷凍庫温度記録表
	原材料保存食および調理済み食品保存食	保存食記録表
	作業安全・防災点検	作業安全・防災点検表
調理作業	調理の作業手順の決定（調理方法・調味の比率など）	調理作業指示書（レシピ）
	調理（時間・流れなど）の標準化	作業工程表
	大量調理機器の使用の標準化	機器使用マニュアル
	製品の加熱・冷却記録および提供温度記録の標準化	製品の加熱・冷却記録表
	食材の廃棄の標準化	廃棄率記録表
配膳（盛付け），配送	盛付け手順の決定（盛付け方，量など）	盛付けのポイントマニュアル
	盛付け図	料理サンプル・写真
	配送方法・温冷配膳車の運ぶ順，配送の順番	配送時のマニュアル
	提供方法	提供方法・サービスマニュアル
洗　浄	洗浄方法の標準化（湿度，洗剤の濃度，手順など）	洗浄マニュアル
	食器洗浄方法の標準化	洗浄機器使用マニュアル
	機械の洗浄の標準化	機械の洗浄マニュアル
厨芥物・ごみの処理	ごみ捨て方法の標準化（ごみの分別，場所，手順など）	ごみ処理マニュアル
	残菜処理の方法	残菜記録表

⑥　使用する食缶やトング，レードルなどの器具を事前に決めて用意する。

⑦　冷たい料理から温かい料理の順で順番を決めて盛付ける。

⑧　決められた分量を計算し，均等に盛付ける。

⑨　盛付けは迅速丁寧に，流れ作業で効率よく行う。

⑩　盛付け後は，すぐに提供するか適切な温度で保管する。

⑪　加熱調理食品にトッピングする非加熱調理食品は，トッピングするタイミングから提供までの時間が極力短くなるようにする。

　なお，給食施設では，衛生的・安全な食事が提供できるように**大量調理施設衛生管理マニュアル**（厚生労働省，最終改正2017年6月16日）に沿って調理作業を行っている（第3章参照）。

2.3　新調理システム

　給食施設では，個人の嗜好や身体状況にあわせた食事の提供など喫食者の要求に対応するために，多くの種類の食事を提供できるよう調理システムが改良・開発されている。

表5－8　調理の標準化のポイント

調理法	目　的	要　点	適　要	使用する機械
炊　飯	食感のよさ	洗米時間 加水量 浸漬時間 浸透圧 自重圧 加熱温度と時間	洗米方法と時間 米に対する適量（付着水・吸水量） 炊飯直前に調味 炊飯釜の表面積と量 機械の性能	洗米機 立体炊飯器 スチームコンベクション オーブン 回転釜
煮　物	煮崩れの防止 でんぷんの濃度 衛生管理	切裁 加水量（煮汁量） 浸透圧 加熱順序 加熱時間 自重圧 加熱温度と粘度 中心温度	食材による適量 調味料の投入時間 食肉→根菜→いも類→青物 余熱利用 鍋の表面積と材料量 75℃1分以上(85〜90℃ 90秒以上)	スチームコンベクション オーブン 回転釜 ティルティングパン
揚げ物	食感のよさ 衛生管理	油の温度 1回の投入量と揚げ時間 中心温度	投入温度　温度低下　仕上げ温度 75℃1分以上(85〜90℃ 90秒以上)	フライヤー ティルティングパン （スチームコンベクションオーブン）
焼き物	焼き色（こげ防止） 重量変化 衛生管理	焼き温度と時間 水分管理 中心温度	火力 オーブン容量と時間 75℃1分以上(85〜90℃ 90秒以上)	スチームコンベクション オーブン オーブン
炒め物	食感のよさ 重量変化	短時間処理 加熱順序 余熱管理（余熱拡散）	火力　下処理　1回の調理量 食肉→魚介→野菜 回転釜・食材料の余熱による容量減少	回転釜 ティルティングパン スチームコンベクション オーブン
蒸し物	食感 衛生管理	温度と時間 中心温度	食材料に適した温度 75℃1分以上(85〜90℃ 90秒以上)	スチームコンベクション オーブン 回転釜・ティルティングパン
茹で物	食感 《変色》	温度と時間 1回の投入量と茹で時間 《冷却のタイミング》	食材料に適した温度	スチームコンベクション オーブン 回転釜・ティルティングパン 《ブラストチラー》
汁　物	風味 塩味の変化	加熱時間と蒸発量 蒸発量	だしの種類に応じた調整 （だしの濃度・温度・時間） 調味パーセント変化	回転釜 ティルティングパン
和え物	食感 重量・容量変化 変色	下処理 調味のタイミング	塩もみ・下茹でによる余剰水分の除去 塩分残存と重量変化 和え後の重量と色彩の劣化	回転釜・ティルティングパン スチームコンベクション オーブン ブラストチラー
生野菜 果　物	衛生管理	消毒の順序	次亜塩素酸ナトリウム （200mg/L）5分間	シンク

出典）伊藤和枝他著：New給食管理，医歯薬出版，2012，厚生労働省：大量調理施設衛生管理マニュアルを参考に改変

　調理システムには，コンベンショナルシステム，レディーフードシステム，アッセンブリーサーブシステム，カミサリーシステムなどがある。

　コンベンショナルシステムは，クックサーブ（システム）ともいわれ，調理後すぐに食事を提供するシステムで，従来から行われてきた調理法である。

　レディーフードシステムは，調理したものを保存して提供直前に再加熱し，提供するシステムで，調理法としてクックチル，ニュークックチル，真空調理およびクックフリーズがあり，在庫量に合わせて生産量を調節できる。

　アッセンブリーサーブシステムは，アウトソーシング（外部委託）した製品（料理）を購入し，提供前に加熱するシステムで，コンビニエンスシステムともいわれる。

　カミサリーシステムは，**セントラルキッチンシステム**ともいわれ，食材の調達から調理を1か所の厨房でまとめて行い，複数の離れた施設に配送して提供するシステムである。

　これらのシステムを組み合わせた「作業マニュアル」の整備により，調理従事者が代わっても同じ料理を提供できるようになる。また，食材のコストを抑えるとともに，作業効率が向上して労働環境が良くなるため，これらのシステムは飛躍的な進歩を遂げている。図5-6に従来の調理システムと新調理システムの調理工程を示す。

（1）従来の調理システムと新調理システム

① **クックサーブシステム**　喫食当日に，提供する時間および食数に合わせて，同一施設内で給食の生産・調理（クック）から提供（サーブ）までを連続して行うシステムである。加熱調理の場合は，中心温度75℃1分（二枚貝等ノロウイルス汚染のおそれのある食品は85〜90℃で90秒）以上で調理され提供される。

② **クックチルシステム**　1960年代後半にヨーロッパで開発されたもので，あらかじめ加熱調理（クック）したものを急速冷却（チル）し，チルド状態で保存後に配送，喫食前に再加熱の場合は，中心温度75℃1分（二枚貝等ノロウイルス汚染のおそれのある食品は85〜90℃で90秒）以上を確認の上，盛付けして提供するシステムである。

　冷却方法は，**ブラストチラー**（強制冷風）**方式**と冷却水が循環するタンクにパック詰めした料理を入れ，タンクを回転させながら冷却する**タンブルチラー**（冷水冷却）**方式**の2つに分類される。ブラストチラー方式では，下処理・下味をつけた後の加熱調理は，中心温度75℃で1分（二枚貝等ノロウイルス汚染のおそれのある食品は85〜90℃で90秒）以上加熱する。加熱後30分以内に冷却を開始し，90分以内に中心温度0〜3℃まで冷却する。冷蔵保存は，3℃以下で行い，保存期間は製造日と消費日を含めて5日以内である。配送も3℃以下で行い，喫食前に再加熱して中心温度75℃1分（二枚貝等ノロウイルス汚染のおそれのある食品は85〜90℃で90秒）以上を確認した上で盛付けし，提供される。ただし，一時加熱後5日を過ぎた食材，再加熱後2時間以上過ぎても提供できなかった料理は，必ず破棄する。

　タンブルチラー方式では，液状食品と固形食品とでは，調理方法と使用する機器が

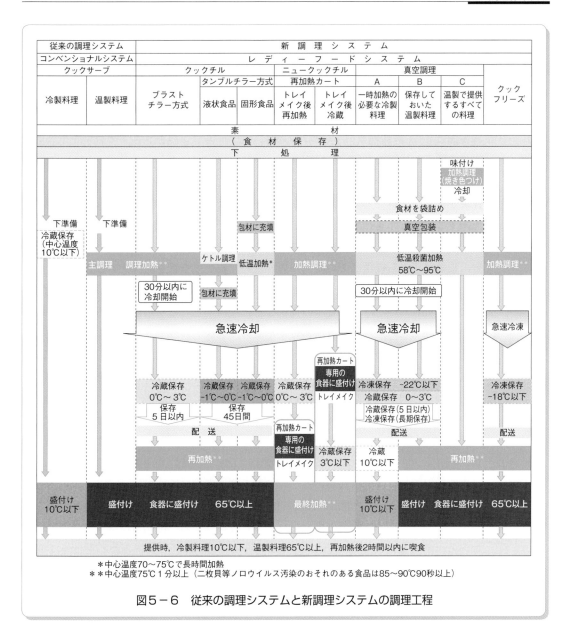

＊中心温度70〜75℃で長時間加熱
＊＊中心温度75℃1分以上（二枚貝等ノロウイルス汚染のおそれのある食品は85〜90℃90秒以上）

図5-6　従来の調理システムと新調理システムの調理工程

異なるが，保存期間は双方とも30〜45日と長く保存できる。ブラストチラーと違う点は，包材に充填すること，急速冷却を60分以内に中心温度0〜3℃まで冷却すること，その後−1℃から0℃で保存することである。

　クックチルのメリットは，a．味の均一化および歩留りの向上が図れる。b．冷蔵保存が可能となるため，閑散日に大量に仕込んで繁忙日に備えることで，計画生産による作業の標準化と生産性の向上が図れる。c．生産工程のマニュアル化による衛生管理（品質管理）の徹底および意識の向上が図れる。d．調理のマニュアル化により効率的な人員計画が立てやすくなり，労働環境の改善と人件費の削減が図れる。e．

レシピを増やすことで喫食サービスの向上が図れる。といったことがあげられる。

③　**ニュークックチルシステム**　再加熱カートを利用するもので，2つの方法がある。1つはチルドの状態のまま再加熱カートの専門食器に盛付け，トレイメイクした後に再加熱して提供する方法である。もう1つは，トレイメイクした状態で一旦冷蔵保存し，配膳時間に合わせてトレイのまま再加熱して提供する方法である。再加熱する方法として，再加熱カートの利用の他に，スチームコンベクションオーブンやスチーム付き電子レンジの利用があげられる。

このシステムの特徴としては，a．チルドのまま手袋をして盛付けができるため，作業がスピーディーで衛生面でも安全性が高くなる。b．再加熱カートの利用により，チルドで盛付けたものを提供直前に再加熱し，そのまま配膳ができるため，製品（料理）を適温で提供することが確実に実践でき，おいしい状態での喫食が可能となる。c．加熱終了から提供までの時間が短いため，高い安全性を確保することが可能である。d．再加熱カート専用食器（耐熱食器）にポーショニング（料理を食器に分配）するため，災害時の一時的な食事の提供などに使用することが可能である。e．時間がかかる最終工程の盛付けを事前に行えるため，アイドルタイムの活用や調理作業の集約化により，早期勤務や休日勤務の緩和につながるといったことがあげられる。なお，給食施設でのアイドルタイムとは，調理作業がすいている時間帯のことで，一部の機能・設備が稼働していない時間をいう。

④　**真空調理**　真空調理は，食品を生，あるいは下処理した状態で調味料とともに真空用パックに入れ，真空包装機を用いて真空包装し，スービークッカーやスチームコンベクションオーブンなどの加熱調理機で低温で長時間加熱調理する方法である。

真空低温調理システムにおける一時加熱の到達温度（低温殺菌加熱温度）は，中心温度が58～95℃である。低温加熱後，90分以内に0～3℃以下に急速に冷却し，冷凍の場合は-22℃以下，冷蔵の場合は0～3℃で保存する。配送は冷蔵または冷凍で行われる。その後，喫食時に再加熱（冷製料理を除く）され，食材の中心温度を1時間以内に一時加熱と同じ温度帯に上げ，中心温度75℃1分以上（二枚貝等ノロウイルス汚染のおそれのある食品は85～90℃で90秒以上）を確認の上，盛付けして提供される。

真空調理には，次のような調理上および生産管理上の効果がある。

【調理上の効果】

a．素材本来の風味や旨みが逃げず，ビタミンの調理損失も少ない。b．素材の劣化を抑制することができる。c．低温調理が可能でジューシーな食感に仕上げることができる。d．味の均一化が可能である。e．食材の煮崩れが少なく，料理を美しく仕上げることができる。f．計画調理が可能である。g．HACCPによる衛生管理が可能である。

【生産管理上の効果】

a．品質のばらつき防止ができる。b．計画生産による作業の標準化により作業効率が上昇し，ランニングコストの削減につながる。c．食材を安価時に購入して調理

保存したものを保存できる。d．暇な時間を利用して計画的に調理を行い保存しておくことが可能。e．フィルムパックのため保存時の整理整頓がしやすく，運搬性も向上する。f．必要量に応じたフィルムサイズで調理・保存ができるため，各メニューを1人分から調理できるなど個別調理も可能となる。

⑤　**クックフリーズ**　あらかじめ加熱調理（クック）したものを急速冷凍（フリーズ）して−18℃以下で保存し，喫食前に再加熱の上，盛付けて提供するシステムである。

加熱調理は，中心温度75℃1分以上（二枚貝等ノロウイルス汚染のおそれのある食品は85〜90℃で90秒以上）で行い，加熱後に−18℃以下で急速冷凍し保存する。配送は−18℃以下で行い，喫食前に再加熱し，中心温度75℃1分以上（二枚貝等ノロウイルス汚染のおそれのある食品は85〜90℃で90秒以上）を確認した上で盛付けして提供される。

（2）セントラルキッチン

セントラルキッチン（CK）とは，中央集中調理場のことで，各施設の給食を1か所で食材料の調達から調理までを集中的に行うことである。セントラルキッチンで調理された調理済み食品（クックチル，クックフリーズなど）を，複数のサテライトキッチン（SK　調理施設）に配送して，そこで提供前に再加熱など一部の調理を行って製品(料理)を提供するシステムである。調達から調理までを1か所で集中的に行うため，合理的で効率的な運営が可能となる（集中計画生産方式）。

2.4　調理作業管理の評価

調理作業管理（生産管理）とは，調理従事者が食材料を施設の調理機器を使って調理し，製品（料理）を作る作業を管理することで，適正な栄養管理に基づき安全な製品（料理）を，適正価格で決められた時間内に提供することを目的とする。

なお，調理作業の管理にあたっては，労働生産性・製品（料理）の品質向上を図るため，問題がある場合は原因を分析して，改善に結びつけることが不可欠である。また，最新の調理に関する情報収集も必要である。

（1）労働生産性

労働生産性は，調理従事者1人当たりや労働時間1時間当たりの生産量を表す指標である。生産高（食数）や売上額（売上高）を調理従事者数や作業時間で割って算出し，能率の良否が判定される。

一般的に，生産高（食数）を調理従事者で割って求めることが多く，調理従事者については，雇用形態の違いによる労働時間差をそろえるため，1日の標準的な労働時間当たりに換算する，あるいは労働時間1時間当たりに換算する。

労働生産性は，施設の種類・規模や機器の導入状況，献立形態，提供方式などによって異なるが，一般的にクックサーブの場合1人当たり30〜100食程度とされている。

　労働生産性が低いとは，1人当たりの生産量が低いことを意味する。生産量が少なければ，1食当たりの製造原価は高くなる。給食における労働生産性の追求は，食数の増加と製品（料理）の品質向上を目指すことにある。そのため，施設・設備の機械の改善を行い，ニュークックチルなどの新調理システムの導入も検討していく。ただし，イニシャルコスト（導入時の初期費用）やランニングコスト（運用のための維持費）も経営的な視点からも考慮する必要がある。

（2）製品（料理）の品質

　出来上がった製品（料理）については，味の濃度，色や形状，提供温度や喫食温度，給与栄養量などの栄養・食事計画に基づいた予定献立（設定品質）と実際に提供した製品（料理）とを比較して，内容が一致しているかについて品質評価を行う。適合品質かどうか客観的に評価する調査には，提供時の温度調査，残菜調査，盛付け量の調査，栄養状態の調査などがある。

　設定品質と**適合品質**を合わせた**総合品質**は，喫食者の食事満足度調査により評価される。食事満足度調査におけるアンケート項目は，製品（料理）・施設・サービスに分けられる。

　調査方法としては，出来上がった製品（料理）を提供する前に，毎回食事を提供する側の施設責任者が試食し，検食簿に記入する方法がある。内容は，衛生面・安全性・おいしさ（適温・味（調味濃度）・テクスチャー）・適量・外観（彩り，盛付け，食材の組合わせ，食器の組合わせ）などで，これらが評価の指標となる。

　次に，喫食者の協力を得てアンケート用紙に記入してもらい，食事満足度調査を実施する方法がある。内容は，製品（料理）の味（嗜好），量，外観（彩り，盛付け状態），提供温度，食器・食具の清潔さ，食堂の雰囲気，提供時のサービス・適正価格などで，これらが評価の指標となり，総合品質を確認する。

　給食における製品（料理）の**品質管理**（QC：quality control）とは，喫食者が満足する商品を提供し続けることを目指して行われる管理全体のことをいう。

文　献

●引用・参考文献
・岩井達，名倉秀子，松崎政三編著：Nブックス新版　給食経営管理論，建帛社，2020
・日本栄養改善学会監修，石田裕美，冨田教代編：給食経営管理論，医歯薬出版，2013
・日本給食経営管理学会監修：給食経営管理用語辞典第2版，第一出版，2015
・三好惠子，山部秀子，平澤マキ編：給食経営管理論，第一出版，2014
・日本冷凍食品協会HP：冷凍食品Q&A｜冷凍食品の基礎知識 http://www.reishokukyo.or.jp/frozen-foods/qanda/qanda1/，（2017.3）
・松崎政三：給食施設における栄養管理のより良い環境の実現～病院給食の今後を考える

～，日本栄養士会雑誌，第 60 巻，p.4~6，2017
・石井宏明：病院給食施設のリニューアルについて～稼働に至るまでの準備と将来構想～，日本栄養士会雑誌，第 60 巻，p.7~9，2017
・村山佳子：学校給食施設の再編整備と稼働後の給食管理～チームワークで稼働させた取り組み～，日本栄養士会雑誌，第 60 巻，p.10~11，2017
・中林寛明：学校給食施設の新厨房設計と設備・機器の工夫～携わった業者からの提案～，日本栄養士会雑誌，第 60 巻，p.12，2017
・上地加容子，片山直美編著：改訂　給食のための基礎からの献立作成，建帛社，2021
・殿塚婦美子編著：改訂新版大量調理—品質管理と調理の実際，学建書院，2016
・西川貴子，深津智惠美，清水典子，富永しのぶ：Plan- Do- Check-Actにそった給食運営・経営管理実習のてびき第 5 版，医歯薬出版，2016
・芦川修貳，田中寛編集：実力養成のための給食管理論，学建書院，2016
・芦川修貳，古畑公編集：栄養士のための給食計画論第 4 版，学建書院，2015
・吉田勉，名倉秀子，辻ひろみほか：給食経営管理論，学文社，2013
・伊藤和枝，鎹吉，八丁雄子ほか：New給食管理，医歯薬出版，2012
・鈴木久乃，太田和枝，定司哲夫：給食マネジメント論，第一出版，2011
・木村知子，井上明美，宮澤節子ほか：三訂楽しく学ぶ給食経営管理論第 2 版，建帛社，2011
・全国栄養士養成施設協会・日本栄養士会・管理栄養士国家試験教科研究会：給食経営管理論，第一出版，2008
・全国栄養士養成施設協会：2016 年版栄養士実力認定試験過去問集，建帛社，2016
・全国栄養士養成施設協会：2014 年版栄養士実力認定試験過去問集，建帛社，2014
・全国栄養士養成施設協会：2010 年版栄養士実力認定試験過去問集，建帛社，2010
・石田裕美，登坂三紀夫，高橋孝子：健康・栄養科学シリーズ，給食経営管理論改訂第 3 版，南江堂，2019
・韓順子，大中佳子：サクセス管理栄養士・栄養士養成講座給食経営管理論，第一出版，2019
・幸林友男，曽川美佐子，神田知子，市川陽子：栄養科学シリーズNEXT給食経営管理論第 4 版，講談社サイエンティフィク，2019
・ホシザキ（株）：製品カタログ

第 6 章

給食の施設・設備管理

1. 施設・設備管理

1.1 施設・設備管理の目的

施設・設備は，食材料の搬入から供食までの一連の作業が，衛生的，能率的，合理的，効果的に行われることを目的とする。施設・設備の特性を知り，機器類の選定，レイアウト，整備，保守管理など，適切な運用をしていくことが必要である。

1.2 施設・設備管理とは

(1) 給食施設の構造・設備の基準

給食施設には，**調理室**，**検収室**，**食堂**，**事務室**，**倉庫**等の直接業務に関わる施設と，便所，休憩室，更衣室，浴室等の付随施設が備わっている（表6-1）。

1) 調 理 室

調理室の位置は，給食の種類や規模・システムによって大きく異なり，**作業能率**，**衛生**，**環境**を考慮して決定される。

調理室の必要面積は，機器占有面積と調理作業のために必要な作業面積の合計で見積もる。床に置かれる機器の占床面積をもとに以下のように考える。

① 大規模施設は，機器の占床面積× 2.5 以上
② 小規模施設は，機器の占床面積× 3.0 以上

また，学校給食（単独校調理場・共同調理場）では児童数，病院ではベッド数，集団給食では喫食者数，それぞれ1人（1床）当たりに対して調理室面積の概算値が算出され目安として用いられている。

表6-1 給食施設の構造

施設名		作業区域		内 容
検収室		汚染作業区域		原材料の検収を行う場所
調理室	下調理	汚染作業区域		食品の選別，剥皮，切裁，洗浄，洗米等を行う場所
	主調理	非汚染作業区域	準清潔作業区域	煮る，揚げる，焼く等の加熱調理を行う場所
			清潔作業区域	保温，保冷，盛付け，配膳，配食等を行う場所
	洗 浄	汚染作業区域		機械，食器具類の洗浄を行う場所
食 堂				利用者が食事をする場所
事 務 室				給食管理の事務作業を行う場所
倉庫・食品庫				備品，消耗品，原材料の保管場
そ の 他				調理員専用便所，休憩室，更衣室，浴室 等

調理室の形態は，作業動線およびスペースの有効利用の観点から，凹凸のない長方形（横長）が望ましい。

調理室の作業区域は，二次汚染防止のために，汚染作業区域，非汚染作業区域（準清潔作業区域，清潔作業区域）に区別する。大量調理施設衛生管理マニュアルには「食品の各調理過程ごとに，汚染作業区域（検収場，原材料の保管場，下処理場），非汚染作業区域［さらに準清潔作業区域（調理場）と清潔作業区域（放冷・調製場，製品の保管場）に区分される］を明確に区別すること」と記されている。

2）検収室

納入業者の出入りしやすい場所が良く，倉庫，事務所への動線が短い所に設ける。作業区域は汚染作業区域である。

3）食　　堂

労働安全衛生規則（第630条第2号）により，1人当たり1m²以上と定められている。食堂面積は，1時間当たりの利用回転数を考慮して座席数を推定し決定する必要があるが，テーブルの形状により多少異なる。

4）事　務　室

調理室に面し，調理作業を一望できるようにガラス張りが良い。また，食品などの納入業者出入り口との連絡のよいところに設ける。

5）倉庫，食品庫

常備食品，生鮮食品，備品，消耗品が区分けされており，換気設備を備える必要がある。また，大量調理施設衛生管理マニュアルに準じた温度で保管できるように配慮する。

6）そ　の　他

上記以外に休憩所，便所，浴室，更衣室などがある。労働安全衛生規則（第630条第11号）により便所，休憩所は給食従業員専用の施設を設けることが定められている。また，大量調理施設衛生管理マニュアルにより，「便所，休憩室および更衣室は，隔壁により食品を取り扱う場所と必ず区分されていること。なお，調理場等から3m以上離れた場所に設けられていることが望ましい」とされている。

（2）調理機器・器具の用途と保守

調理機器・器具については，給食の規模や供食・配食の方法にもよるが，多くの種類を使用する。機器の選定にあたっては，機能性，衛生性，安全性，生産性，耐久性，メンテナンス性などを重視する。施設の面積，規模，料理数，作業人数，供食・配食の方法などを考慮して，適した種類，サイズを選択する。

また，器具については包丁，まな板，計量器，なべ類，容器類（ボウル，ざる，バットなど），レードル，へらなど多種類使用されている。材質，サイズの種類も多いので，施設に適したものを選定・購入する。

主な機器には，以下のものがある（表6-2，図6-1）。

1）下調理用機器

水圧式洗米機，球根皮むき器（ピーラー），合成調理器（フードスライサー），フードミキサー等

2）加熱調理機器

竪型（立体）炊飯器，回転釜，スチームコンベクションオーブン，フライヤー（揚げ物機），ブレージングパン，スープケトル，テーブルレンジ等

3）低温機器

冷凍・冷蔵庫，真空冷却機，ブラストチラー，コールドテーブル，検食用冷凍庫（−20℃以下）等

4）保温機器

ウォーマーテーブル，温蔵庫等

5）保管機器

器具・食器消毒保管庫，包丁・まな板保管庫，レードル保管庫等

6）板金機器

シンク（流し：三槽，二槽，器具用），調理作業台，戸棚，パンラック，移動台等

7）サービス機器

ウォーマーテーブル，温冷配膳車，トレイディスペンサー，冷蔵ショーケース等

8）給湯関連機器

給湯ボイラ，瞬間湯沸機等

9）その他

浄水器，食器洗浄機，器具洗浄機，厨芥処理機等

ニュークックチルシステム

　近年，病院などを中心に，集中計画生産方式である新調理システムの一種であるニュークックチルシステム（第5章p.80参照）の導入施設が増加している。ニュークックチルシステムとは，クックチルシステムの生産工程と急速冷却までは同じであるが，急速冷却後に専用容器に盛付けてから冷蔵保存し，提供時に再加熱して提供するシステムである。再加熱には再加熱カート（図6−1），スチームコンベクションオーブン，電子レンジ等を用いる。

（3）食器の種類と材質および選定条件

1）選定条件

食器は，給食の提供形態や，食数，収納スペース，衛生的な材質，形状など，各給食施設の条件を考慮して選定することが必要である。食器は使用頻度も高いことから，選定には以下の条件が必要である。

　①耐久性があり，傷つきにくい。②重ねやすく，扱いやすい。③料理との調和がとりやすい。④形状や重さを考慮する。⑤耐熱・耐冷であり，薬品に強い。

表6−2　主な調理機器一覧

分類	図番	機器名	用途説明
下調理用機器	①	水圧式洗米機	水が循環しながら米をもみ洗いする。1回の洗米量5，10，15kg用などがある。洗米量が多くなると，その分洗米時間が長くなり，吸水した米が砕けやすくなる
	②	球根皮むき器（ピーラー）	玉ねぎ，いも類などの根菜類を洗いながら皮をむく機械
	③	合成調理器（フードスライサー）	野菜の切裁から肉類をひくまで1台でこなせる万能調理器。回転刃の取り換え，回転速度の切り替えによって使い分ける。
	④	フードミキサー	食材の粉砕・攪拌（かくはん）・混合・練り合わせ・泡立てなどに用いる業務用の機器。用途に合わせて，容器内の攪拌羽根の種類や回転速度を変えることができる。菓子などの生地をこねる，クリームを泡立てるなどの幅広い用途がある
加熱調理機器	⑤	竪型（立体）炊飯器	縦に二段または三段と積み重ねた炊飯器
	⑥	回転釜	煮物，汁物，炊飯，揚げ物，炒め物，湯沸かし，蒸し物など多目的用途の丸形の釜 手回しハンドルにより前傾動回転して，調理した食品の取り出しや清掃が容易にできる
	⑦	スチームコンベクションオーブン	コンベクションオーブン（庫内のファンによって熱気を強制的に棚の間を通して循環させる，強制対流式の多段型オーブン）にスチーム機能を加えたオーブン。空気加熱，スチーム（蒸気）加熱，複合加熱（空気加熱＋蒸気加熱）の3つの機能を持っている
	⑧	フライヤー	ガスや電気などで一定の温度に加熱制御された食用油が入った深い油槽を備えた機器であり，揚げ物に使用される
	⑨	ブレージングパン	浅く平たい角形の鍋の回転鍋であり，回転釜同様の多目的用途の調理器 平たく広い鍋底温度は均一に温度調節されているため，調理のマニュアル化が容易である
	⑩	スープケトル	スープ類の抽出，煮込みに使用する
	⑪	テーブルレンジ	上面に多目的の加熱に使えるコンロやグリドルが配置されている。ガステーブルまたは電気テーブルとも呼ばれている
急速冷却機	⑫	真空冷却機	真空冷却（加熱調理後の食品を減圧状態におくことにより，食品内部に含まれている水分を蒸発させ，その際の蒸発熱で冷却する方法）によって食品を急速冷却する機器
	⑬	ブラストチラー	クックチルシステムに必要な機器として開発されたもので，加熱後の温かい料理を急速に冷却するための機器。クックチルに限らず，下茹でしたものを冷却，ゼラチンゼリーの凝固などに利用できる
保管庫	⑭	パンラック	鍋や釜を置いておくためのラック棚
	⑮	包丁・まな板保管庫	包丁やまな板を洗った後の殺菌に使用される機器。殺菌力の強い紫外線ランプの照射によって殺菌する
	⑯	器具消毒保管庫	洗浄後の器具を消毒・乾燥させ，そのまま保管しておく機器
	⑰	食器消毒保管庫	洗浄後の食器を消毒・乾燥させそのまま保管しておく機器
保温庫	⑱	ウォーマーテーブル	温度管理された湯槽（湯煎）にホテルパンやポットを落とし込んで，そのホテルパンやポットに調理済み食品を入れて盛り付け直前まで保温するテーブル型の機器
	⑲	コールドテーブル	調理作業台の台下が冷蔵（冷凍）庫になっている。調理作業に直接必要な食材料の一時保管として使われる
	⑳	温蔵庫	料理を適温で提供するために加熱終了後，配食までの間保温する。乾熱タイプ，湿熱加熱機能を備えたものや，遠赤外線放射熱を利用したものなど各種ある
	㉑	温冷配膳車	温かいものは温かいまま，冷たいものは冷たいまま，作り立てのおいしさを維持するために，1つの配膳車の中に，保温機能と保冷機能を併せ持った配膳車
	㉒	再加熱カート	保冷ゾーンと加熱ゾーンに仕切られている。冷菜は0～10℃の設定で提供できる。温菜は提供する時刻に合わせて再加熱することができる
洗浄機	㉓	食器洗浄機	洗浄，すすぎ工程を，①物理的作用（摩擦や水圧などによりそぎ落とす），②化学的作用（洗剤を使用して汚れが表面から剥がれやすくし再付着を防止するなど物理的作用を助ける），③温度の作用（洗浄60℃以上，すすぎ80℃以上により，物理および化学的作用を助け，殺菌する）により行う

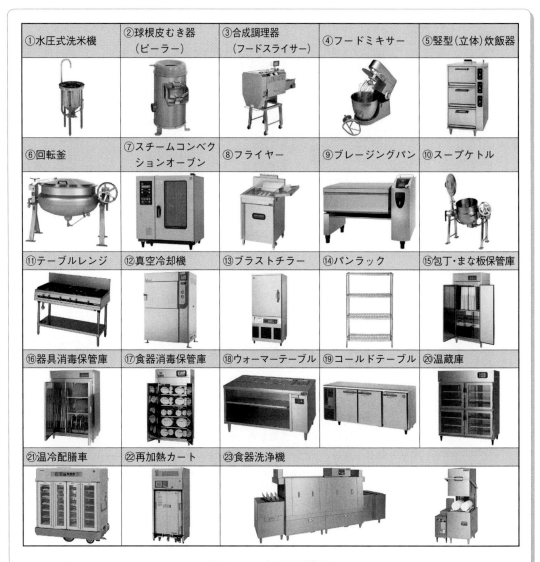

図6-1　主な調理機器

画像提供）株式会社フジマック，ホシザキ株式会社，株式会社マルゼン

2）種　　類

食器の種類・個数は，材質，機能，デザイン，価格などや収納スペースを考慮して決める。

3）材　　質

材質によって，その取扱いに違いがある（表6-3）。その性質を熟知した上で使用する。

表6－3　食器の素材別性質・性能

素　材	略号	比　重	耐熱温度制限温度（℃）	食器保管庫の設定温度（℃）	蒸気消毒	漂白剤		直射日光紫外線殺菌橙	特に着色に注意する食材	電子レンジ使用
						酸素系	塩素系			
強化磁器	—	3.98（アルミナ100％）2.9（アルミナ30％）	700	85～90	○	○	○	—	—	○
メラミン樹脂	MF	1.48	120	85～90	×	○	×	黄変する	梅漬，紅しょうが，ソース，ドレッシング	×
ポリプロピレン	PP	0.9～1.09	120	85～90	×	○	×	—	トマトケチャップ，スイカ，かぼちゃ，にんじんおろし	○
ポリカーボネート	PC	1.2	130	85～90	×	○	○	黄変する	しょうが	○
ポリエチレンナフタレート	PEN	1.33	120	85～90	×	○	○（絵柄付）×（絵柄無）	黄変する	—	○
シリコン樹脂	SI	0.99～1.5	200	85～90	△	○	○	—	トマトケチャップ，カレー，スイカ，かぼちゃ	○

三信化工株式会社HPより一部改変

> **アルマイト食器**
>
> 　アルマイトは，アルミニウムの表面に酸化膜を作り，耐久性を増したもの。軽くて割れず，積み重ねてもかさばらない，耐熱性が高く高温殺菌が可能で衛生的な管理が可能，油脂の吸着や化学物質の溶出のおそれがないということで，戦前より広く使われてきた。
>
> 　しかし，熱いものを入れると持てなくなり犬食いの原因にもなる，触感が冷たい，作業時には高く大きな音が出やすい，割れないけれどへこみなどが起こりやすいといった欠点があり，現在はほとんど使われていない。

（4）ドライシステム

　ドライシステムとは，調理室の床を乾いた状態で使用するシステムであり，厨房の環境が高温多湿になることを防止するための方策である。一般的には，調理作業中に床に水を流すことを極力避けて，厨房の温度や湿度の上昇を防ぐ。調理従事者にとっては，作業環境が良くなること，軽装化によって疲労度は減少すると予測される。床からのはね水による二次汚染を防ぐだけでなく，水資源の節約などトータル的には経済効果も期待できる。主調理室の湿度も低下すると予測される。

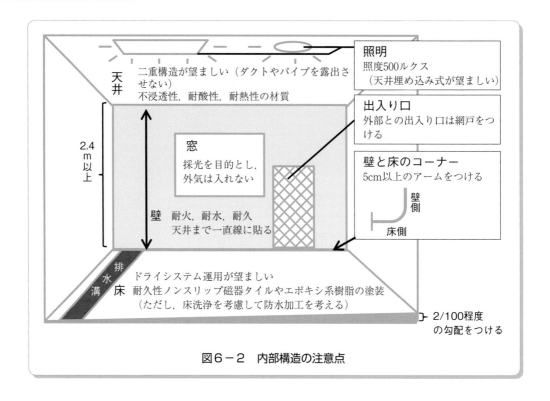

図6-2　内部構造の注意点

（5）環境・関連設備

　調理室の設備には，内部構造（床，壁，天井，窓，出入り口），換気，給排水，照明設備の他，防災・防火設備や厨芥（生ごみ）処理設備などがある。調理室を衛生的に保つほか，調理従事者の疲労度を軽減するためにも必要である。内部構造は，以下のことに注意する（図6-2）。

1）床

　床材は，①滑らず，感触が良く，疲れないもの，②掃除しやすく，凹凸がなく接合部が密着しているもの（衛生面），③摩擦に強く，傷がつきにくく長持ちするもの，④酸，アルカリ，熱に強いものが良い。耐久性ノンスリップ磁器タイルやエポキシ系樹脂の塗装などが良い。ただし，床洗浄を考慮して防水加工を考える。

　清掃時に水が十分に流れるように，床面に2/100（排水溝は2/100～4/100）程度の勾配を設ける。先述のドライシステムの積極的な導入が望ましい。

2）壁

　材質は，耐火，耐水，耐腐食性のものを選択する。一般にはタイルが使用され，天井まで一直線に貼る。壁と床のコーナーは，清掃しやすいように5cm以上のアームをつける。

　内装の色は，反射率50％以上が良いとされている。

3）天　井

　ダクトやパイプ類を露出させないように二重にすることが望ましい。材質は，不浸

透性，耐酸性，耐熱性のものが望ましい。

床から二重天井までの高さは，最低でも 2.4m 以上が必要である。

4）窓

採光を目的とし，直接外気を入れない。開閉する場合は金網を張り，害虫の侵入を防止する。

5）出入り口

外部との出入り口には衛生上，網戸をつける。荷物の運搬が頻繁な出入り口は，自動ドアを設置すると便利である。

（6）照明設備

調理室の明るさは，照度 500 ルクスを目安とする。厨房における照明器具は，ほこりが付きにくいように天井埋め込みとし，防水，耐熱，油に強い器具が必要である。

食堂は，300 ルクスを目安とする。

（7）換気設備

換気は，燃焼空気供給・酸欠防止，室内発生熱の除去，防臭・防湿および食品の品質保持にとって不可欠である。

大量調理施設衛生管理マニュアルには，調理室の調理場は湿度 80％以下，および温度 25℃以下に保つとある。汚染作業区域から，非汚染作業区域へ空気が流れないようにする（汚染作業区域から非汚染作業区域へ空気が流れる換気システムは，非汚染作業区域を汚染する危険性が高まる）。

（8）給排水・給湯

1）給水・給湯設備

調理時には大量の水を使用するため，必要な水質，水量，水圧を確保し，飲用適である衛生的に安全な水が得られるようにする。

停電・断水時にも対応できるように，**貯水槽**タンクなどの設置も考慮する。貯水槽は清潔を維持するため，専門の業者に委託して年 1 回以上清掃し，証明書は 1 年間保管する。

給湯設備には，1 か所で大量の湯を沸かし各湯栓に配管する**中央給湯方式**と，必要な箇所に小型の湯沸し器を分散配置する**局所給湯方式**がある。給湯温度は，一般に手で洗う場合 50℃以下，食器洗浄機の場合は洗浄 60℃，すすぎ 82 ～ 90℃に保つ。

2）排水設備

調理室の**排水溝**には，洗剤，油脂，残飯類が混入するため，排水詰まりや逆流が起きやすい。そのため，十分な溝の幅と勾配（2/100 ～ 4/100 以上）を設け，排水が容易に行え，掃除しやすい構造にする。排水溝の閉塞を防止するために末端には**グリストラップ**（油脂や残渣を取り除く装置）を設け，外部からの臭気や害虫類の侵入を防止する。

表6－4　都市ガスとプロパンガスの違い

種類	都市ガス (LNG；液化天然ガス)	プロパンガス (LPG；液化石油ガス)
特徴	ガス事業者で製造・調整したガスを，導管を通して供給しているガスの総称。 ガス貯蔵設備が不要で，安定して利用できる。	LPガスが詰まったプロパンガスボンベを業者が自宅や施設まで配送する。 配管のない地域で使用される。
発熱量	11,000kcal/m^3	24,000kcal/m^3
比重	空気よりも軽い	空気よりも重い
価格	安い	高い

　また，公共用水域に直接排水する場合は，水質汚濁防止法，下水道法が適用され，届出，報告の義務がある。

（9）電気・ガス設備

　電気の場合は，十分な容量，コンセントの場所および個数も考慮する。機器により**単相100V用**と**3相200V用**がある。

　ガスは，高圧で加熱効果が早く，電気に比べてコストが低いことなどから，調理室の熱源として最も多く使用されている。ただし，爆発などの危険に備えて，換気や安全装置の設置が必要である。ガスは**都市ガス**と**プロパンガス**に大別され，発熱量，特徴，取り扱い方法が異なる（表6－4）。

（10）調 理 能 力

　給食作業の効率化，システム化を目指して，調理機器を導入する際には施設の面積，規模，給食形式，作業人数などを考慮して，適した種類，大きさのものを選択する。さらに設備のエネルギー総量を考慮しながら省エネルギー化を図ることが望ましい。

（11）機器取扱いマニュアル

　調理室内の機器は種類も多く複雑なため，作業の能率だけでなく，機器の耐久性や安全・衛生面からも正しい取扱いが必要となる。取扱いについては方法や注意点，故障時の対応などをマニュアルにまとめて所定の場所へ置いておき，いつでも確認できるようにする。

1.3　レイアウト

（1）機器の選定とレイアウト

　給食施設の機器類は，給食の特性（給食形態，食数，料理数など）を十分に把握したうえで，限られたスペース内に**作業動線**に沿って配置する。調理室内の構造および必要機器，食材，人，食器・食缶の移動について図6－3に示す。

　作業動線は，それぞれの作業が能率的，経済的，衛生的に行われるように，給食施

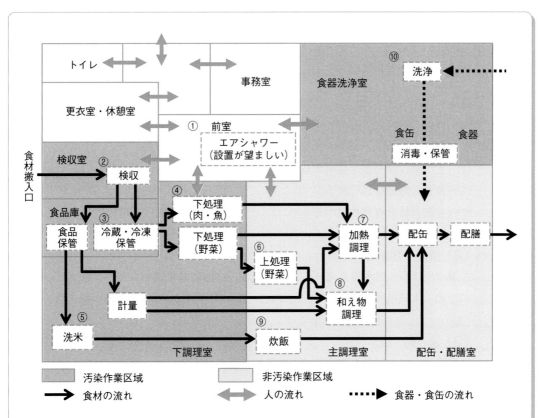

		作業内容	必要機器等
①前室		靴の履き替え　白衣着用　手指の洗浄・消毒	クリーンロッカー　手洗い器　エアシャワー（設置が望ましい）　等
②検収		納入食材の検収　保存食の冷凍保存容器への移し替え　泥付き根菜類の処理	検収台　はかり　シンク　保存食用冷凍庫　ピーラー　等
③食品庫		常温調味料，缶詰，米などの保管　計量	クリーンロッカー　手洗い器　戸棚　台はかり　等
④下処理（野菜，肉・魚系）		食材の粗切り　皮むき　切裁　洗浄　下味付け	冷蔵庫・冷凍庫　シンク　器具消毒保管庫　包丁・まな板保管庫　等
⑤洗米		洗米　計量	自動計量洗米機　洗米機　等
⑥上処理（野菜）		切裁（消毒済食品）	フードカッター　スライサー　包丁・まな板保管庫　器具消毒保管庫　等
⑦加熱調理		食材の加熱調理	回転釜　スチームコンベクションオーブン　フライヤー　等
⑧和え物調理		加熱食材の急速冷却　冷却食材の混ぜ合わせ	真空冷却機またはブラストチラー
⑨炊飯		炊飯	竪型（立体）炊飯器
⑩洗浄，消毒・保管		使用後の食器，食缶，トレイ，はし，スプーン類の洗浄および消毒保管	食器・食缶洗浄機　超音波洗浄機　消毒保管庫

図6-3　調理室内の構造および必要機器，食材，人，食器・食缶の移動

設・設備の区分と機器配置を検討する。その際，以下のことに気を付ける。

① 作業工程を配慮して，機器・設備を配置する。

② 衛生的に調理を行うため，交差を少なく，物（食品）や人の流れに逆行しないように配置する。

③ 作業動線は，清潔作業区域から汚染作業区域に後戻りすることのないようにする。

④ 機器の配置は，作業効率をよくするため作業動線が短くなるように配置する。

⑤ 作業スペースと通路を確保する。

⑥ 加熱機器類や水を使用する機器類をまとめて配置する。

⑦ 食器の動線は短くする。

⑧ 可動設備を有効利用する。

（2）機器占有面積

　調理室のレイアウトを考える上で，機器占有面積を考慮することは重要である。そのため，大規模施設では，1/2.5 以内に，小規模施設では，1/3 以内に抑える。

（3）食　環　境

　食事は，栄養補給のみならず，精神的休息やコミュニケーションの場としても重要な役割を担っている。学校給食ではランチルームを整備したり，病院給食では入院時食事療養制度における食堂加算により，食事環境が整えられたり，食堂の果たす役割は大きい。利用者の満足度を上げるためにも，十分な検討が必要となる。

　食堂は，落ち着いて食事ができる程度の明るさが良い。経済産業省産業技術環境局のJIS Z9110（照明基準総則）では，食堂の推奨照度は 300 ルクス（照度範囲 500 〜200）を推奨している。また色調は，全体に明るくすることが大切である。白は清潔感があり，黄・赤・オレンジは食欲を増加させる色であるため，暖色系の淡い色調が食堂にはふさわしいといえる。その他，音楽（BGM）などにも配慮すると良い。

　また，健康増進法では「望まない受動喫煙」をなくすという観点から，多数の者が利用する施設等の類型に応じ，その利用者に対して，一定の場所以外の場所における喫煙を禁止することとなった。学校，児童福祉施設，病院，診療所，行政機関の庁舎等の第一種施設は敷地内禁煙であり，事業所，工場，ホテル・旅館，飲食店等の第2種施設は原則屋内禁煙とする。2020 年 4 月 1 日より全面施行されている。

文　献

・鈴木久乃，殿塚婦美子，長田早苗編著：栄養・食事管理のための対象者別給食献立，建帛社，2019

・三好恵子，山部秀子，平澤マキ編：テキストブック給食経営管理論第 2 版，第一出版，2019

第 **7** 章

保健・医療・福祉・介護における給食施設

1. 学 校 給 食

1.1 学校給食の目的

　学校給食は，学校給食法に基づき児童・生徒の心身の健全な発達を図ることを目的に，教育の一環として実施されている。また，栄養士・管理栄養士により栄養管理がなされ，食事の提供と給食を活用した食に関する指導によって，児童・生徒の健康の保持・増進や体位・体力の向上を図るためのものである。学校給食は，子どもたちが豊かな人間性を育み，生きる力を身につけていくために重要な役割を果たしている。

1.2 学校給食法

　1954（昭和29）年に学校給食法が制定されたことで，学校給食の目的が明確になった。

　第1条で，この法律は「学校給食が児童および生徒の心身の健全な発達に資するものであり，かつ，児童および生徒の食に関する正しい理解と適切な判断力を養う上で重要な役割を果たすことにかんがみ，学校給食および学校給食を活用した食に関する指導の実施に関し必要な事項を定め，もって学校給食の普及充実および学校における食育の推進を図ることを目的とする」と学校給食の目的を定めている。第2条では，「教育の目的を実現するために，次に掲げる目標が達成されるよう努めなければならない」とし，学校給食の目標が明記されている。2008（平成20）年4月には，学校給食を生きた教材として活用した食に関する指導の充実を図るために大幅に改正され，新たな目標が加わり，表7－1のとおり7項目となった（2009年4月1日施行）。

（1）学校給食の種類と実施状況

　学校給食の種類は，学校給食法施行規則（昭和29年9月28日文部省令第24号，最終改正：平成21年3月31日文部科学省令第10号）第1条2～4項に基づいて次の3つに区分される。

完全給食：主食，ミルク，おかずが提供される

補食給食：主食を持参し，ミルクとおかずが提供される

ミルク給食：弁当を持参し，ミルクのみが提供される

　国公私立学校において，学校給食を実施している学校数は平成28年5月1日現在，全国で31,617校あり，実施率は95.2％である。そのうち完全給食の実施率は93.3％

表7－1　学校給食の目標（学校給食法第2条）

1　適切な栄養の摂取による健康の保持増進を図ること
2　日常生活における食事について正しい理解を深め，健全な食生活を営むことができる判断力を培い，および望ましい食習慣を養うこと
3　学校生活を豊かにし，明るい社交性および協同の精神を養うこと
4　食生活が自然の恩恵の上に成り立つものであることについて理解を深め，生命および自然を尊重する精神ならびに環境の保全に寄与する態度を養うこと
5　食生活が食に関わる人々の様々な活動に支えられていることについての理解を深め，勤労を重んずる態度を養うこと
6　我が国や各地域の優れた伝統的な食文化についての理解を深めること
7　食料の生産，流通および消費について，正しい理解に導くこと

表7－2　学校給食実施状況（国公私立）

(2018 年 5 月 1 日現在)

区　　分		全国総数	完全給食		補食給食		ミルク給食		計	
			実施数	%	実施数	%	実施数	%	実施数	%
小学校	学校数	19,635	19,350	98.5	51	0.3	52	0.3	19,453	99.1
	児童数	6,427,867	6,352,201	98.8	7,212	0.1	8,722	0.1	6,368,135	99.1
中学校	学校数	10,151	8,791	86.6	39	0.4	292	2.9	9,122	89.9
	生徒数	3,253,100	2,569,439	79	7,448	0.2	116,567	3.6	2,693,454	82.8
義務教育学校	学校数	82	82	100	0	0	0	0	82	100
	児童・生徒数	34,678	33,076	95.4	0	0	0	0	33,076	95.4
中学教育学校（前期課程）	学校数	52	28	53.8	0	0	5	9.6	33	63.5
	生徒数	16,277	8,266	50.8	0	0	1,720	10.6	9,986	61.4
特別支援学校	学校数	1,132	1,005	88.8	1	0.1	12	1.1	1,018	89.9
	幼児・児童・生徒数	143,379	125,188	87.3	40	0	832	0.6	126,060	87.9
夜間定時制高等学校	学校数	565	297	52.6	86	15.2	1	0.2	384	68.0
	生徒数	76,461	18,816	24.6	3,384	4.4	16	0	22,216	29.1
計	学校数	31,617	29,553	93.5	177	0.6	362	1.1	30,092	95.2
	幼児・児童・生徒数	9,951,763	9,106,986	91.5	18,084	0.2	127,857	1.3	9,252,927	93.0

出典）文部科学省：学校給食実施状況等調査　2019

である。（表7－2）

　　学校給食の実施形態は，調理方式によって単独調理場方式と共同調理場方式がある。単独調理場方式は，学校ごとに調理場があり，その学校の児童・生徒のみを対象に調理して給食を提供する。共同調理場方式は，特定区域内の複数の学校を対象に給食センターや共同調理場でまとめて調理し，コンテナ車で各学校に配送するカミサリーシステム（第5章p.64参照）による方式である。

　　また，学校給食の運営形態によって，直営方式と委託方式に分けられる。直営方式は，経営管理，施設・設備管理などすべての業務を市町村の職員によって運営管理さ

表7－3　栄養教諭と学校栄養職員

職　種	栄養教諭	学校栄養職員
資格要件	栄養教諭免許に加え，管理栄養士・栄養士のいずれかの資格が必要	管理栄養士・栄養士のいずれかの資格が必要
規定する法律	学校教育法	学校給食法

表7－4　栄養教諭・学校栄養職員（学校給食栄養管理者）の定数

	規　模	定　数
単独給食実施校（自校方式）	550人以上の学校	1人
	549人以下の学校	4校に1人 ※549人以下の給食実施校が3校以下の市町村の場合は1市町村に1人
共同調理場（センター方式）	1,500食以下	1人
	1,501～6,000食	2人
	6,001食以上	3人

資料）公立義務教育諸学校の学級編制及び教職員定数の標準に関する法律

れる。委託方式は，業務のすべてあるいは一部を外部委託し，受託側によって運営管理される。いずれも**実施責任者**は学校長であり，**栄養・食事管理**は，栄養教諭および学校栄養職員によって行われる。給食の委託については，本章7節に詳述する。

（2）栄養教諭と学校栄養職員

　栄養教諭と学校栄養職員の最も大きな違いは，学校栄養職員は栄養士または管理栄養士の資格があれば採用されるが，栄養教諭は栄養士または管理栄養士の資格に加え，大学等で教育職員免許法に定める単位を修得し，「栄養教諭の免許状」を取得した上で，「学校教員」として採用されなければならない。それぞれの資格要件は表7－3のとおりである。なお，栄養教諭の配置や採用の基準については，自治体によって異なっている。

　また，学校給食の栄養に関する専門的事項を担当する職員を学校給食栄養管理者といい，栄養教諭が配置されている場合は栄養教諭が，配置されていない場合は学校栄養職員が学校給食栄養管理者となる。定数は，表7－4のように施設の規模によって異なる。

1.3　学校給食実施基準

　学校給食実施基準は，文部科学省が策定，改正している。2021年4月1日から施行となった現在の基準（表7－5）は，文部科学省初等中等教育局長通知「学校給食実施基準の一部改正について」（令和3年2月12日2文科初第1684号）より，厚生労働省策定の「日本人の食事摂取基準（2020年版）」を参考に，「食事摂取基準を用いた食生活改善に資するエビデンスの構築に関する研究」（食事状況調査）と食事状況調査

表７−５　学校給食摂取基準（幼児・児童・生徒１人１回当たり）

区　　分	基準値						
	児童 （6〜7歳） の場合	児童 （8〜9歳） の場合	児童 （10〜11歳） の場合	生徒 （12〜14歳） の場合	夜間課程を 置く高等学 校の生徒の 場合	特別支援学 校の幼児の 場合	特別支援学 校の生徒の 場合
エネルギー（kcal）	530	650	780	830	860	490	860
たんぱく質（g）	学校給食による摂取エネルギー全体の 13 〜 20%						
脂質（%）	学校給食による摂取エネルギー全体の 20 〜 30%						
食塩相当量（g）	1.5 未満	2 未満	2.5 未満	2.5 未満	2.5 未満	1.5 未満	2.5 未満
カルシウム（mg）	290	350	360	450	360	290	360
マグネシウム（mg）	40	50	70	120	130	30	130
鉄（mg）	2	3	3.5	4.5	4	2	4
ビタミンA（μgRE）	160	200	240	300	310	190	310
ビタミンB₁（mg）	0.3	0.4	0.5	0.5	0.5	0.3	0.5
ビタミンB₂（mg）	0.4	0.4	0.5	0.6	0.6	0.3	0.6
ビタミンC（mg）	20	25	30	35	35	15	35
食物繊維（g）	4 以上	4.5 以上	5 以上	7 以上	7.5 以上	4 以上	7.5 以上

（注）　1．表にあげるもののほか、次にあげるものについてもそれぞれ示した摂取量について配慮すること。
　　　　　　亜鉛：児童（6〜7歳）2 ㎎、児童（8〜9歳）2 ㎎、児童（10〜11歳）2 ㎎、生徒（12〜14歳）3 ㎎
　　　　　　夜間課程を置く高等学校の生徒3 ㎎、特別支援学校の幼児1 ㎎、特別支援学校の生徒3 ㎎
　　　　2．この摂取基準は、全国的な平均値を示したものであるから、適用にあたっては、個々の健康および生活活
　　　　　動等の実態ならびに地域の実情等に十分配慮し、弾力的に運用すること。
　　　　3．献立の作成に当たっては、多様な食品を適切に組み合わせるよう配慮すること。
資料）文部科学省：学校給食実施基準，夜間学校給食実施基準，特別支援学校の幼稚部及び高等部における学校給
　　　食実施基準，「学校給食実施基準の一部改正について」（2 文科初第 1684 号），「夜間学校給食実施基準の一
　　　部改正について」（2 文科初第 1685 号），「特別支援学校の幼稚部及び高等部における学校給食実施基準の一
　　　部改正について」（2 文科初第 1686 号）

　　　の調査結果に基づき算出した小学校３年生，５年生および中学２年生が昼食である学
　校給食として摂取することが期待される栄養量（昼食必要摂取量）を勘案し，児童・
　生徒の健康の増進および食育の推進を図るために望ましい栄養量を算出したものであ
　る。したがって，児童・生徒の１人１回当たりの全国的な平均値を示したものである
　から，児童・生徒の個々の健康および生活活動等の実態並びに地域の実情等に十分配
　慮し，弾力的に運用することとされている。摂取量の基準は，**児童（小学生）は6〜
　7歳，8〜9歳，10〜11歳の3区分**，**生徒（中学生）は12〜14歳の1区分**として
　いる。なお，献立作成する上での**1日のうち学校給食の占める割合の目安**は表7−6
　のとおりである。

1.4　学校給食の食事内容

　　学校給食は，前出の文部科学省通知「学校給食実施基準の一部改正について」にあ
　る「学校給食摂取基準の概要」，「学校給食における食品構成について」，「学校給食の

表７−６　献立作成上の食事摂取基準に対する学校給食の占める割合の目安

- エネルギー：１日の必要量の33％
- たんぱく質エネルギー比：学校給食による摂取エネルギー全体の13〜20％
- 脂質：学校給食による摂取エネルギー全体量の20〜30％
- 食塩：１日の目標量の33％未満
- カルシウム：１日の推奨量の50％
- マグネシウム：児童−１日の推奨量の33％，生徒−１日の推奨量の40％
- 鉄：１日の推奨量の40％
- ビタミンＣ：１日の推奨量の33％
- ビタミンＢ$_1$，ビタミンＢ$_2$：１日の推奨量の40％
- ビタミンＡ：１日の推奨量の40％
- 食物繊維：１日の目標量の40％以上
- 亜鉛：参考値として１日の推奨量の33％

食事内容の充実等について」，「特別支援学校における食事内容の改善について」を参考にして学校給食の充実を図っている。したがって，学校給食の献立は，**学校給食摂取基準**と**標準食品構成表**に基づいて「主食＋牛乳＋副食（主菜＋副菜）」を組み合わせて**予定献立表**が作成され，家庭および児童・生徒にはその内容を給食だよりなどで知らせている。調理担当者には**作業工程表**や**作業動線図**などで具体的に示している。

　学校給食の献立の多くは単一献立方式であるが，教育の一環として多様な体験ができるように，バイキング給食，セレクト給食，カフェテリア給食などの**選択献立方式**を取り入れている。適切な指導のもとに児童・生徒が主体的に選択することで，**自己管理能力**を高め，食生活を豊かなものにできるようにしている。また，食育の推進・学校給食の充実を図るために，地場産物の活用や国産食材の活用が進められている。

　個別対応としては，食物アレルギーの対応が急務であり，文部科学省による「**学校給食における食物アレルギー対応指針**」（2015）には，食物アレルギー対応委員会の設置，献立の作成と検討，調理作業，教室での対応のほか，栄養教諭や学校栄養職員の役割等も示されている。食物アレルギーに関しては，第４章を参照されたい。

　近年，学校給食施設においても給食業務の外部委託化が進んでいるが，献立作成は栄養教諭または学校栄養職員によって行うことが規定されている。

1.5　学校給食衛生管理の基準

　学校給食における衛生管理は，**文部科学省**による学校給食衛生管理基準（平成21年３月31日文部科学省告示第64号）に沿って徹底しなければならない。1996（平成８）年に学校給食で腸管出血性大腸菌Ｏ157による大規模な食中毒が発生したことから，**1997（平成９）年**に学校給食衛生管理の基準が定められ，調理施設・設備の改善や調理作業における衛生管理の徹底が図られてきた。**2009（平成21）年**には，学校給食法の改正に伴い**学校給食衛生管理基準**として施行された。**厚生労働省**による大量調理

施設衛生管理マニュアルと整合性を図った内容となっているが，給食当番など配食を行う児童・生徒および教職員の衛生管理や，児童・生徒の喫食30分前までに調理場や学校において検食を行うことなどのほか，学校給食の特殊性に応じ，献立作成や食品選定に関することや検便を毎月2回以上行うことなども規定されている。文部科学省は，今後，食品の購入・検収・保管などの衛生管理についてさらに充実させる方向である。

2. 病院給食

2.1　病院給食の目的

病院給食は，疾病治療を目的として入院患者を対象に行われる給食であり，医学的管理のもとで食事を提供することにより，**患者の病態の改善・治癒**を図るものである。また，食事を媒体として患者の**適切な食事**についての知識習得を目指し，正しい食習慣を身に付けて**生活習慣病予防**や**健康の保持・増進**を図る。

現在，医療は高度化され医療供給体制が整備されつつある一方，高齢化の急速な進行，メタボリックシンドロームからの生活習慣病の急増などによって疾病構造が大きく変化し，それに伴う医療費の増大が問題となっている。そのため，病院は徹底した経営の合理化が求められ，給食管理業務においても**外部委託**が進む傾向にある。病院の運営状況によって調理部門の全面委託や，洗浄業務のみの部分委託などが行われている。直営と委託が競合する状況の中ではあるが，直営であっても委託であっても良質な食事を提供すること，フードサービスの向上が重要となる。

（1）病院給食の特徴

1）給食管理システム

多くの病院で給食管理業務にコンピュータシステムが導入されている。病院全体のシステムと給食部門システムを連動させて手作業を減らし，業務の効率化が図られている。システムでは，献立作成，発注書の作成，在庫管理，調理作業表，食数管理など給食管理に必要な業務を行うことができる。日常業務では食事オーダーの締め切り時間に合わせ，給食部門で集計し，作業工程に応じた帳票を出力できる。電子カルテに栄養サポートシステムを導入できれば，経口からの食事摂取量，経腸栄養量，輸液量などの栄養摂取状況や身体測定値からの栄養評価ができる。

2）医療スタッフとして

医療スタッフとしてチーム医療の一翼を担っていくためには，専門職として常に自らの専門性の向上に努める責務がある。チームメンバーは目的によって異なるが，医師，歯科医師，薬剤師，看護師，理学療法士，作業療法士，言語聴覚士，診療放射線技師，臨床検査技師，介護福祉士，医療ソーシャルワーカーなど関連する医療スタッフとの連携により，医療にあたることが必要となる（図7－1）。

病院では，従来のコンプライアンス概念を見直す形で，患者自身の治療への積極的

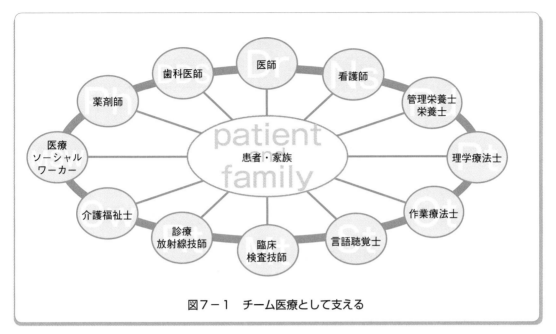

図7−1　チーム医療として支える

な参加が治療の鍵であると考えられている。現在，治療方針の決定について，患者自身が積極的に参加し，その決定に従って治療を受けることを意味する**アドヒアランス**という考え方が重要となっている。

　また，質の高い医療を行うため，特定の病気をもつ患者や担当の医療者に対して，入院から退院までの医療内容（検査，手術，処置，投薬，注射，リハビリテーション，指導，看護ケア，栄養食事指導，安静度，退院指導など）を時間軸に沿って標準化し，スケジュール表にまとめる*クリティカルパス*も実施されている。クリティカルパスの目的は，医療の質の標準化と医療行為の効率化である。

（2）栄養教育の特徴
1）献立の配慮
　入院患者はこれまでの生活環境や病状が異なるので，治療効果を上げるためには食事の**個別対応**が必要となる。一般に食欲が低下していることが多いため，食欲を増すような献立の工夫とおいしい食事の提供をするための食材管理，調理技術の向上，配膳温度・時間の適正化などに十分に配慮しなければならない。

　病院の食事は種類が多いため，調理場の設備や調理能力などを考慮した献立作成が要求される。

2）患者向けの栄養食事指導媒体
　患者は治療食を喫食することにより自分自身に必要な食事の量，食品の組み合わせおよび味付けを体験的に学習することができる。**提供される治療食は，それ自体が栄養指導媒体となる。**

2.2　入院時食事療養制度

入院時食事療養制度では「食事は医療の一環として提供されるべきものであり，それぞれ患者の病状に応じて必要とする栄養量が与えられ，食事の質の向上と患者サービスの改善をめざして行われるべきものである。また，生活療養の温度，照明および給水に関する療養環境は医療の一環として形成されるべきものであり，それぞれの患者の病状に応じて適切に行われるべきものである」（厚生労働省保険局医療課長通知：入院時食事療養費に係る食事療養および入院時生活療養費に係る生活療養の実施上の留意事項について，平成18年3月6日保医発第0306009号。平成28年3月4日保医発0304条5号，最終改正）と，その趣旨が明確に示されている。これにより，病院等医療機関が患者に提供する食事は医療の一部を担う治療食としての位置づけが確立している。

（1）入院時食事療養制度の特徴

入院時食事療養には，一般治療食と特別治療食がある。病院給食はすでに述べたように，疾病の治療，健康の早期回復が目的で行われ，患者一人ひとりの疾病の種類や病状によって食事内容が異なるため，食事の種類が多く複雑である。その分類は，下記のようになっており，一般治療食（普通食）と特別治療食（特別食）に大別される。特別治療食は，入院時食事療養の特別食加算の対象となるものと，対象にならないものとに区別される。

1）一般治療食（普通食）

栄養的に特別な制約がない食事である。患者個々に算定された医師の食事せん（約束食事せんともいう）による食事摂取基準を用いることを原則とするが，これによらない場合には，患者の体位，病状，身体活動レベルなどを考慮し，「日本人の食事摂取基準（2020年版）」の数値を適切に用いる。食事せんは，入院患者に対して医師が食事内容を指示するために，あらかじめ疾病に対応した給与栄養量，食品構成などの基準を定めたもので，医師が発行する食事内容の指示書である。

2）特別治療食（特別食）

疾病治療の直接手段として，医師の食事せんに基づいて提供される患者の年齢，病状などに応じた栄養量および内容を有する治療食や，無菌食，特別な場合の検査食がある（表7－7）。

食種は，形態別，病態別，栄養成分別に分類される。栄養管理は，経口摂取だけでなく，経腸栄養や経静脈栄養においても行われる。

病院給食は，疾病治療の1つの方法として行われるため，治療効果の高い食事でなければならない。そのため，本来ならば患者個人に対応した食事を提供すべきであるが，現実には労働力，設備条件などに限度がある。したがって，各病院では業務を合理化，標準化し，かつ食事療法としての機能を備える工夫が必要となる。

表7－7　特別食加算対象食

食種名		適応症および食種
治療食	腎臓食	急性・慢性腎炎，急性・慢性腎不全，ネフローゼ症候群
	肝臓食	急性・慢性肝炎，肝硬変，閉鎖性黄疸
	糖尿食	糖尿病
	胃潰瘍食	胃・十二指腸潰瘍，クローン病および潰瘍性大腸炎などの低残渣食
	貧血食	血中ヘモグロビン濃度が 10g/dL 以下で、原因が鉄分の欠乏に由来する患者
	膵臓食	急性・慢性膵炎
	脂質異常症食	空腹時における LDL コレステロール値 140mg /dL，または HDL コレステロール値 40 mg /dL 未満，もしくは中性脂肪値 150mg /dL 以上である者
	肥満症食	高度肥満症（肥満度＋ 70％以上または BMI ≧ 35）は脂質異常症に準ずる
	痛風食	痛風
	てんかん食	グルコーストランスポーター 1 欠損症又はミトコンドリア脳筋症の患者への治療食も含む
	先天性代謝異常食	フェニールケトン尿症，ホモシスチン尿症，ガラクトース血症，楓糖（メープルシロップ）尿症
	治療乳	乳児栄養障害症（直接調整する酸乳，バター穀粉乳など）
特別な場合の検査食		潜血食，大腸 X 線検査・内視鏡検査食のため残渣の少ない調理済み食品を使用した場合
無菌食		無菌治療室管理加算を算定している場合

表7－8　入院時食事療養

最終改正平成 30 年 3 月

	入院時食事療養（Ⅰ）
概　要	保険医療機関が厚生労働大臣の定める基準に基づいて都道府県に届出を行い，受理された場合に適用される
点　数	流動食以外の食事を提供する場合は 1 日 3 食を限度とし，1 食につき 640 円，いずれもおやつは食事として加算されない
患者負担	食材料費と調理日の負担として 460 円

（2）給食費用

　入院した場合は食事の給付が受けられるが，医療費とは別に食事代がかかる。入院患者に対し適切な食事療養が行われると，入院時の食事代の一部を医療保険が負担する。医療保険から保険医療機関に支払われる費用を入院時食事療養費と呼び，入院時食事療養には（Ⅰ）と（Ⅱ）がある。（Ⅰ）を表7－8に示す。

　2006（平成 18）年の診療報酬改定の際に，入院時生活療養費が創設されたため，療養病床に入院する 65 歳以上の患者は，入院時食事療養費でなく入院時生活療養費の対象となっている。入院時食事療養（Ⅰ）が適用される保険医療機関では，食堂加算や特別食加算（表7－9）も算定することができる。患者の自己負担は，食堂加算や特別食加算の有無によって増すことはない。

表7－9　入院時食事療養（Ⅰ）の加算条件

加算名	食堂加算	特別食加算
算　定	1日につき50円	1日3食まで，1食につき76円
加算条件	食堂面積が，内法で当該食堂を利用する病棟に係る1床当たり0.5m²以上（談話室兼でも可）	特別食の献立表が作成されている
	入院患者で食堂で食事可能なものに食堂での食事を提供するように努めること	特別食を必要とする患者に，医師の指示に基づき適切な特別食が提供されている

2.3　医療法施行規則

　医療法の省令である医療法施行規則では，病院，診療所，助産所の開設，管理，整備，医療提供施設相互間の機能の分担，業務の連携を推進するために必要な事項を定めることなどによって，医療を受ける者の利益を保護している。また，良質かつ適切な医療を効率的に提供する体制の確保を図り，国民の健康保持に寄与することとしている。

（1）医療法施行規則の目的

　医療に関する施設の選択を支援し，医療の安全を確保することが目的である。

（2）栄養士の配置

　病院の法定人員について，**病床数100以上の病院は栄養士1人以上の配置**を定めている。また，**医学的な管理を必要とするものに食事を提供する特定給食施設であって，継続的に1回300食以上，または1日750食以上を提供する病院**（介護老人保健施設との併設を含む）**は，管理栄養士の配置**を定めている（健康増進法）。

2.4　院外給食

　院外給食とは，院外調理（病院外の調理加工施設での調理）を行って食事を提供することをいう。院外調理は，調理技術や衛生管理技術，配送・保管技術などが発達したことから，1996（平成8）年の医療法施行規則の改正により認められた。それ以前は，衛生管理上病院内の給食施設を使用して調理を行う代行委託のみが可能であった。

（1）院外調理の目的と留意事項

　患者サービスの向上・改善，医療費の抑制などを目的とする。院外調理を行う際には，受託責任者を設置し，帳票類を整え，もれがないかチェックする。また，運搬の際の衛生に関する留意事項などの明記を忘れないようにする。

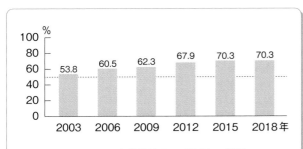

図7-2　患者等給食の委託率の推移

資料）医療関連サービス振興会：平成30年度医療関
連サービス実態調査報告書（病院調査編）

（2）衛 生 管 理

　「病院，診療所等の業務委託につい
て」（厚生省健康政策局指導課長通知，平
成5年2月15日指第14号，平成30年10
月30日医政地発1030発第1号最終改正）
において，「院外調理における衛生管
理」が示されている。内容の概要は，
以下のようになっている。

1）衛生面での安全確保

　食事の運搬方式について，原則とし
て，冷蔵（3℃以下）もしくは冷凍（-18
℃以下）状態を保つこととされている

のは，食中毒等，食品に起因する危害の発生を防止するためである。したがって，運
搬時に限らず，調理時から喫食時まで衛生管理には万全を期するべく努める必要があ
る。

2）調 理 方 式

　クックチル，クックフリーズ，真空調理を原則とし，病院に調理加工施設が近接し
ている場合のみクックサーブが認められている。提供時に再加熱されることを前提と
した調理方法またはこれと同等以上の衛生管理の配慮がなされた調理方法であるもの
とする。

3）HACCPの概念に基づく衛生管理

　院外調理に限らず，常に適切な衛生管理が行われている必要があるが，特に大量調
理を行う場合については，食中毒の大量発生等を危惧されることから，より厳密な衛
生管理が求められる。このため，HACCPの概念に基づく衛生管理が重要となる。標
準作業書はHACCPの概念に基づいて作成されたものとする。

4）食事の運搬および保管方法

　運搬および保管中の食品については，基準により保存することが決められている。
生鮮品，解凍品および調理加工後に冷蔵した食品については，中心温度3℃以下で保
存する。冷凍された食品については中心温度-18℃以下の均一な温度で保存する。調
理加工された食品は，冷蔵（3℃以下）または冷凍（-18℃以下）の状態で保存するこ
とが原則であるが，中心温度が65℃以上に保たれている場合にはこの限りではない。
ただし，この場合には調理終了後から喫食までの時間が2時間を超えてはならない。

2.5　給食の委託

　給食業務を外部委託する病院が増加している（図7-2）。委託する主な理由は，直
営よりも運営経費が抑制でき，労務管理などがスリム化できるからである。給食業務
の委託化により，直営の管理栄養士は臨床栄養管理に専念できる時間が増え，病棟で

表7－10　病院が行わなければならない業務

区　分	業　務　内　容
栄養管理	病院給食運営の総括
	栄養管理委員会の開催，運営
	院内関係部門との連絡・調整
	献立表作成基準の作成
	献立表の確認
	食数の指示・管理
	食事せんの管理
	嗜好調査・喫食調査等の企画・実施
	検食の実施・評価
	関係官庁等に提出する給食関係の書類等の確認，提出，保管管理
調理作業管理	作業仕様書の確認
	作業実施状況の確認
	管理点検記録の確認
材料管理	食材の点検
	食材の使用状況の確認
施設設備管理	給食施設，主要な設備の設置・修理
	使用食器の確認
業務管理	業務分担・従業員配置表の確認
衛生管理	衛生面の遵守事項の作成
	衛生管理簿の点検・確認
	緊急対応を要する場合の指示
労働安全衛生	健康診断実施状況等の確認
	細菌（検便）検査結果の確認

資料）厚生省健康政策局：医療法の一部を改正する法律の一部の施行について，健政発第98号（平成5年2月15日，最終改正平成30年10月30日医政発1030第3号）より作成

の栄養サポート業務を主としてできるようになった。なお，業務委託については本章7節も参照のこと。

　病院給食の業務委託は，食事療養の質が確保される場合に限り委託することができる。患者等給食業務は1つの業者のみに委託する必要はなく，複数の業者に委託して差し支えないが，最終の責任は病院にある。外部委託については，「医療法の一部を改正する法律の一部の施行について」（厚生省健康政策局長通知，平成5年2月15日健政発第98号，平成30年10月30日医政発1030第3号最終改正），「病院，診療所等の業務委託について」（前出）に明示されている。

　病院は，自ら実施すべき業務を行わなければならない（表7－10）。

（1）受託者と病院との連携

　受託者は病院との連携を図るために受託責任者を置く。受託責任者は，従事者の人事管理，研修，健康管理，業務遂行管理，衛生管理等に対して責任を負う。一方，病院は担当者を選定し，業務の円滑な運営のために受託責任者と随時協議させる必要がある。献立表の作成は，病院，受託側会社のどちらでもかまわないが，献立作成基準

の作成と献立表の確認は病院が必ず行う。この場合，病院の担当者は，受託責任者に
献立作成基準を明示する。

（2）備えるべき帳票

受託責任者が業務を行う場所に，次の帳票を備え，開示できるように整えておく。
① 業務の標準作業書
② 受託業務従事者名簿および勤務表
③ 受託業務日誌
④ 受託している業務に関して行政による病院への立ち入り検査の際に病院が提出を
求められる帳票
⑤ 調理等の機器の取扱い要領および緊急修理案内書
⑥ 病院からの指示とその支持への対応結果を示す帳票

（3）受託者側への給食業務従事者の研修

研修は，以下の事項を含めなければならない。
① 従事者の研修として実施すべき事項である「食中毒と感染症の予防に関する基礎
知識」の中には，HACCPに関する基礎知識も含める。
② 「従事者の日常的な健康の自己管理」の中には，A型肝炎，腸管出血性大腸菌等
比較的最近見られるようになった食品に起因する疾病の予防方法に関する知識も含
める。

3. 児童福祉施設・保育所給食

3.1 児童福祉施設給食の意義・目的

児童福祉施設では，給食の対象者が発育期にあるので，健全な心身の発育や成長およ
び健康の維持のために給食の果たす役割は大きい。その主な目的は，**栄養給与**，**心
豊かな人間性の形成**，**正しい食習慣の育成**，将来の**生活習慣病予防**の4つであり，児
童にとって必要な栄養量を給与するだけでなく，家庭的な環境の中で児童の嗜好や行
事などを取り入れた給食であることが求められる。児童の肥満や生活習慣病予防の面
から，エネルギーや脂肪の過剰摂取にならないように注意し，偏りのない食事内容で
あることも大切である。また，乳幼児は食中毒などに対する抵抗力が弱いため，食品
衛生管理上，特に注意しなければならない。

3.2 児童福祉法

児童福祉法（昭和22年12月12日法律第164号）は，児童の福祉を担う公的機関の組
織や，各種施設および事業に関する基本原則を定める法律であり，**社会福祉六法**（生
活保護法，児童福祉法，母子及び父子並びに寡婦福祉法，身体障害者福祉法，知的障害者福祉
法，老人福祉法）の1つである。

表7-11　児童福祉施設の設備及び運営に関する基準による食事に関する規定

1．入所している者に食事を提供するときは，当該児童福祉施設内で調理すること
2．その献立は，できる限り変化に富み，入所している者の健全な発育に必要な栄養量を含むこと
3．食事は，食品の種類および調理法について，栄養ならびに入所している者の身体状況および嗜好を考慮したものであること
4．調理は，あらかじめ作成された献立に従って行うこと

　児童福祉法では，「児童とは，満18歳に満たない者」をいい，乳児（満1歳に満たない者），幼児（満1歳から，小学校就学の始期に達するまでの者），少年（小学校就学始期から，満18歳に達するまでの者）の3区分としている。なお，助産施設は胎児と児童の保護を目的とすることから，直接的には母親である妊産婦を対象としている。また，この法律で障害児とは，身体に障害のある児童，知的障害のある児童，精神に障害のある児童（発達障害児童含む）または難病の児童をいう。

3.3　児童福祉施設の設備及び運営に関する基準

　児童福祉施設は，児童福祉法に基づき児童の福祉に関する事業を行うことが定められた施設であり，第45条の規定に基づいて，児童福祉施設最低基準として，児童福祉施設の設備及び運営に関する基準（昭和23年12月29日厚生省令第63号）が定められている。この省令では，衛生管理のほか食事についても表7-11のように規定している。主な児童福祉施設の種類と目的および栄養士配置規定は表7-12のとおりである。保育所には，栄養士の配置は規定されていないが，調理員を置かなければならないと規定されている（児童福祉施設の設備及び運営に関する基準第33条）。

（1）保育所給食の栄養計画・食事計画

　保育所給食の献立は，おもに調乳，離乳食，1～2歳児食，3～5歳児食に分けて作成されており，給与栄養目標量は，1～2歳児，3～5歳児の設定が必要である。
　0歳児は個人差が大きいので個別対応が必要となる。厚生労働省による「日本人の食事摂取基準」の月齢階級別推定エネルギー必要量および「授乳・離乳の支援ガイド」（2019年3月厚生労働省子ども家庭局母子保健課）の離乳の支援のポイントや離乳食の進め方の目安を参考にし，乳児の発育状況を考慮しながら進めていく。
　1～2歳児，3～5歳児の食事の提供については，「日本人の食事摂取基準」を活用しながら，園児一人ひとりの推定エネルギー必要量を算出し，施設の給与栄養目標量を決定するとよい。考慮することが望ましい栄養素等は表7-13のとおりである。保育所では定期的に園児の身長と体重の身体計測を行っているので，成長曲線と比較して観察・評価を行うとよい。肥満ややせがみられる園児については給食の喫食状況や家庭での摂食状況などを踏まえて，身体計測値を成長曲線に記録するなど継続した栄養管理が必要となる。

表7−12　主な児童福祉施設の職員配置規定法令と給食の特性および栄養士配置規定

施設の種類		規定法令*	対象者	給食の特性	栄養士配置（入所者数）
助産施設		第17条	保健上，必要があるにもかかわらず，経済的理由で入院助産を受けることができない妊産婦	妊産婦に適したバランスの良い献立にする	
				1日3回食	
乳児院		第21条	父母の死亡，離婚，精神科疾患，慢性疾患，虐待など家庭的な理由により養育できない0～2歳に達するまでの乳幼児	発達段階に個人差があるので，特に調乳，離乳食，幼児食は個別対応の必要がある	必置（10人以上）
				1日3回食	
				調乳，離乳食，幼児食	
保育所		第33条	保護者の委託を受けた保育を必要とする乳児または幼児	健康な乳幼児を対象に，食品選択・調理方法に留意し，成長・発育および健康の維持・増進を図る 調乳，離乳食，1～2歳児・3～5歳児に適応した給食を提供する	
				昼食とおやつ	
児童養護施設		第42条	乳幼児を除く保護者のいない児童，虐待されている児童，その他養護を要する児童	栄養，嗜好に考慮し，家庭的な雰囲気から円満な人間形成を目的とする	必置（41人以上）
				1日3回食	
障害児入所施設	福祉型	第49条	知的障害児，盲ろうあ児，肢体不自由児	栄養・嗜好面を考慮し，各障害に応じた食事内容とする。知的障害児や盲ろうあ児には理解しやすいように食事指導の工夫を要する	必置（41人以上）
				1日3回食	
	医療型	第58条	知的障害児（自閉症児），肢体不自由児，重症心身障害児	栄養・嗜好面を考慮し，各障害に応じた食事内容とする。質的・量的配慮とともに合併障害に応じた治療食への対応を要する	必置（病床数100床以上）
				1日3回食	
児童発達支援センター	福祉型	第63条	身体障害児，知的障害または精神に障害のある児童（発達障害児を含む）	精神・知的発達の遅れによる偏食，拒食・過食に対して献立を考慮する。必要な知識が得られるよう食事指導をするなど自立支援を要する	必置（41人以上）
				昼食とおやつ	
	医療型	第69条	上肢，下肢，体幹機能に障害のある児童	栄養・嗜好面を考慮し，各身体障害状況に応じた食事内容とする。消化・吸収機能についても配慮した対応を要する	
				昼食とおやつ	
児童心理治療施設		第73条	心理的困難のある12歳未満の児童	栄養，嗜好に考慮し，家庭的な雰囲気に心がけ，心の安静をはかる	必置
				1日3回食	
児童自立支援施設		第80条	不良行為，または不良・非行のおそれのある児童，および家庭環境などの理由で生活指導を要する児童	健康者が多いので，活動量に応じた量，質ともに満足できる献立とする家庭的な雰囲気に心がける	必置（41人以上）
				1日3回食	

＊児童福祉施設の設備及び運営に関する基準，（昭和23年厚生省令第63号，最終改正：令和元年7月31日）

表7−13　児童福祉施設において考慮することが望ましい栄養素等について

栄養素等	基　　準　　等
エネルギー	推定エネルギー必要量(kcal/日)＝基礎代謝基準値(kcal/kg/日)×現体重(kg)×身体活動レベル＋エネルギー蓄積量（kcal/日）
たんぱく質	エネルギー比率13％以上20％未満
脂　　　質	エネルギー比率20％以上30％未満
炭 水 化 物	エネルギー比率50％以上65未満
ビ タ ミ ン	ビタミンA，ビタミンB_1，ビタミンB_2，ビタミンC（男子の推奨量（最大値））
ミ ネ ラ ル	カルシウム，鉄（男子の推奨量（最大値））
食 物 繊 維	1,000kcalあたり7〜8g程度

（2）障がい児・アレルギー児などに対する食事上の配慮

　近年，障がい児やアレルギー児，および虚弱児などの給食面での配慮が求められている。障がい児については，バランスの取れた栄養量が給与できるよう食事内容や食事形態を考慮した**個別対応**が必要である。また，食物アレルギーのある子どもについては，孤立感を与えないようにすることで事故防止のために事前のアセスメントや医師の指示に基づく**緊急時対応**などの確認が必要である。**除去食**（食べられない食物を取り除いて調理した食事）や**代替食**（食べられない食物の代わりに食べられる食物を使って調理した食事）の対応においても施設内の保育士，看護師，栄養士，調理員など**多職種が連携**し情報共有しておくことが重要である。

　なお食物アレルギーについては第4章も参照のこと。

3.4　給食の委託（保育所・乳児院）

　これまで保育所における調理業務については，1998（平成10）年から特区（構造改革特別地域）の認定を受けた場合に限り，調理業務の**外部委託**（受託会社の人材により自園の設備を用いて調理）が可能になり2010（平成22）年6月1日付で「児童福祉施設最低基準等の一部を改正する省令」が施行され，満3歳以上の児童に対する食事の提供に限り，公立・私立を問わずすべての保育所に**外部搬入**（食事を施設外で調理して搬入すること）が認められた。また，「保育所の調理室と学校の給食施設の共用化について」により，学校給食施設の使用が可能になっているため，保育所においては，自園での調理，外部委託，学校給食センターなどからの外部搬入などさまざまな食事提供の方法があるが，自園で調理して提供している保育所が多い。委託については，本章第7節も参照されたい。

4.　高齢者福祉施設給食

　2019（令和元）年現在，日本の高齢者人口は約3,600万人で，全人口に対する割合は28.4％にのぼる。そのうち女性の全人口に対する高齢者の割合は2016（平成28）年に初めて30％を超えた。65歳以上を高齢者と呼ぶが，高齢者を65歳と区切る説に異

表7-14　低栄養状態の目安

リスク分類	低リスク	中リスク	高リスク
BMI	18.5 〜 29.9	18.5 未満	
体重減少率	変化なし（減少3％未満）	1か月に3〜5％未満	1か月に5％以上
		3か月に3〜7.5％未満	3か月に7.5％以上
		6か月に3〜10％未満	6か月に10％以上
血清アルブミン値	3.6 g/dL	3.0〜3.5 g/dL	3.0 g/dL未満
食事摂取量	76〜100％	75％以下	

論を唱える学会も出てきている。

　高齢者は，同じ年齢であっても生活活動状況や食生活状況が大きく異なるため，食事の摂取量や食事形態など個人差が大きく，食事提供には個人対応が必要になる。高齢者で介護が必要な人は，施設サービスや通所サービス，在宅サービス等を利用するが，どのサービスを利用していても，高齢者にとっての食事は健康の維持・増進だけでなく生命の維持と，生きる楽しみにつながることから，生活の質（QOL）の向上のために必要なアイテムである。

4.1　高齢者福祉施設給食の目的

　高齢者は，咀嚼・嚥下機能の低下，消化吸収機能や代謝機能の低下など，さまざまな加齢による身体機能の低下がみられる。また，加齢だけではないさまざまな要因による心理的変化が見られ，食欲不振なども招きやすく**低栄養状態**（表7-14）から**QOLやADL（日常生活動作）の低下**などが起こりやすい。高齢者福祉施設における給食は，高齢者のこれらの特性を理解した上での提供が必要である。機能低下の速度は個々による差が大きく，入所者一人ひとりの**栄養状態を定期的に把握**し個々に応じた栄養管理が行わなければならない。具体的には，咀嚼・嚥下機能に応じた食形態の把握や身体状況等を把握して低栄養状態の回避，解消を目指すが，高齢になると食事に対するこだわりが強くなる傾向から，食嗜好の把握（表7-15）なども必要である。さらに，介護予防として寝たきり防止，自立支援の観点からできるだけ離床し食堂での喫食を促すなどの工夫も必要である。

（1）高齢者の栄養管理

　施設における栄養管理は，入所者の健康管理，QOLの向上，疾病改善，要介護度の維持改善にとって重要なことである。しかしながら，施設において入所生活を送っている高齢者は，長い年月をかけて培われた食嗜好や食習慣から栄養管理上必要な措置であっても簡単には受け入れられない事柄が多くある。その点を見極めて栄養管理を行う。また，多方面から多角的にサポートするため，施設における他職種と協働で栄養管理を行うとよい。

　施設において栄養管理を行うため入所者一人ひとりの栄養状態の把握（栄養スクリー

表7-15　嗜好調査例（高齢者施設）

お食事についての調査

お食事について，皆さんの好みに合った給食づくりの参考としますので，当てはまる項目に
○をつけて下さい。

年齢（　　　）歳　　性別（　男・女　）

1．主食の量について	丁度よい	多　い	少ない
2．主食のかたさ	丁度よい	かたい	柔らかい
3．料理の品数について	丁度よい	多　い	少ない
4．お食事全体の味付けについて	満　足	どちらとも いえない	不　満
5．料理全体の外観について	良　い	普　通	悪　い
6．お食事に満足していますか？	満　足	どちらとも いえない	不　満
7．好きな主食は何ですか？	ご飯・お粥	めん類	パ　ン
食べたい料理，好きな料理があれ ばあげて下さい			

ニング・アセスメント）が必要になってくる。年齢・性別・身体活動レベル・健康状態・
身長・体重・皮下脂肪厚などの身体状況等や摂食量，食事回数などについて定期的に
把握する。BMIが18.5未満または体重の変化率が大きい場合は要注意である。例えば，
体重減少が咀嚼・嚥下状況によるものか，食嗜好によるものかを判断し，摂食量の増
減や食事回数についてもアセスメントを行う。浮腫があると体重の変動がなく栄養状
態が安定しているように見えるので注意が必要で，血液検査による生化学的検査結果
も加味するとよい。持病や服薬による影響や，心理的要因による食欲減退などさまざ
まな要因を総合的に判断し，日本人の食事摂取基準を参考に給与栄養目標量を決定し
て適正な給食の提供を実現させる。日本人の食事摂取基準（2020年版）では，日本
の高齢化問題がさらに加速していくことから，高齢者の低栄養・フレイル防止を視野
に入れて検討され，次の2点が改訂された。①高齢者の年齢区分を65歳以上の1区
分から，65〜74歳，75歳以上の2区分とした。②フレイル防止の観点から高齢者の
たんぱく質の栄養素としての重要性を鑑みて推奨量が引き上げられた。

（2）チェックポイント

　高齢者施設における**献立作成・給食提供におけるチェックポイント**を下記に示す。
・口から「食べる楽しみ」としての食事か
・3食ともエネルギー・栄養素の量，バランスともに充実した献立か
・個人差に対応した食事が作られているか

表7-16 老人福祉法による老人福祉施設

施　　　　設			特　　徴
入所施設	措置入所	特別養護老人ホーム	・65歳以上の者で寝たきり，認知症等常時介護（原則として要介護3以上）が必要 栄養士必置義務 ※介護保険では「介護老人福祉施設」
		養護老人ホーム	・65歳以上の者で心身機能減退，家庭環境，経済的事情等で在宅の養護が困難 栄養士必置義務
	契約入所	軽費老人ホーム	・60歳以上の者で独立して生活することが困難な者 A型（食事サービス付き），B型（自炊可能），ケアハウス（共同生活） ※現在A型・B型の施設は建て替えを行うまでの「経過的軽費老人ホーム」とし，ケアハウスに移行途中である
短期入所		老人短期入所施設（ショートステイ）	・65歳以上の者で30日を超えない範囲で入所する ・介護保険制度では短期入所生活介護等
通所施設		老人デイサービスセンター	・65歳以上で居宅において介護を受けることが一時的に困難な者が対象 ・介護保険の短期入所生活介護等の利用が困難な者
相談窓口等		老人介護支援センター（在宅介護支援センター）	・在宅の要介護者やその介護者の相談に応じ，適切なサービスが円滑に提供されるよう，市町村や関係機関との連絡・調整を行う
		老人福祉センター	・無料または低額料金で地域の老人の各種相談に応じ健康の増進，教養の向上，レクリエーションのための便宜を供与する

・嚥下・咀嚼機能にあった食事が提供されているか

・消化・代謝機能を考慮した食事が提供されているか

・食中毒予防のため衛生管理が徹底できる献立か

・行事食を取り入れた季節感のある食事が提供されているか

・栄養価ばかりでなく，味，見た目，香り，料理の音，食感も考慮された献立か

・味付け，調理法，使用食材に偏りはないか

・地域性を考慮した郷土料理などを取り入れた献立か

4.2　高齢者福祉施設の種類と関連法規

　高齢者福祉施設の給食は**老人福祉法，介護保険法**に基づいて提供されている。それぞれの法律にかかわる高齢者福祉施設の種類と対象者を表7-16，表7-17にまとめた。

（1）老人福祉法

　社会福祉六法の1つで，1963（昭和38）年に高齢者の福祉を図ることを目的に公布された法律である。高齢者の心身の健康の保持やその生活の安定のために必要な措置

表7−17　介護保険によるサービスの分類

サービスの分類	サービス例
訪問系サービス	訪問介護，訪問看護，訪問入浴介護，居宅介護支援等
通所系サービス	通所介護（デイサービス），通所リハビリテーション
短期滞在系サービス	短期入所生活介護（ショートステイ）等
居住系サービス	特定施設（有料老人ホーム）入居者介護，認知症共同生活介護等
入所系サービス	介護老人福祉施設，介護老人保健施設，介護医療院，介護療養型医療施設等

表7−18　介護保険法による施設

施　設	特　徴
介護老人福祉施設	実質的には特別養護老人ホームと同じ
介護老人保健施設	症状安定期にあってリハビリテーションが必要な要介護者が対象
介護療養型医療施設	常時医学的管理が必要な要介護者（2023年度制度廃止）
介護医療院	日常的に長期療養のための医療的ケアが必要な重介護者(2018年より)

を講じている。同法では，介護保険法のサービスの対象から外れた高齢者を「老人居宅生活支援事業」と「老人ホームへの入所措置」の対象としている。

老人福祉法による老人福祉施設には表7−16にあるような7施設が該当する。

（2）介護保険法

　1997（平成9）年12月に**介護保険法**が成立した。同法は，加齢に伴って生じる心身の変化に起因する疾病等により要介護状態になった者が，その有する能力に応じ自立した日常生活を営むことができるよう，必要な保健医療サービスおよび福祉サービスに係る保険給付などに関して必要な事項を定めることを目的とした法律である。高齢者の介護を社会全体で支え合うため，2000（平成12）年から**介護保険制度**が実施された。表7−17には介護保険法によるサービスの分類ならびに表7−18に介護保険法による施設（介護保険施設）をあげた。

4.3　栄養ケア・マネジメント

　栄養ケア・マネジメントは，ヘルスケアサービスの一環として入所者個々人に最適なケアを行い，その実務を行う上での機能や方法・手順を効率的に行うための体制をいう（図7−3）。介護保険制度の施設サービスならびに通所サービスにおける栄養管理として①栄養マネジメント強化加算や②経口移行加算，③経口維持加算，④療養食加算，⑤栄養アセスメント加算，⑥栄養改善加算等がある。このうち栄養士がかかわる栄養管理加算は②，③，④であり，①栄養マネジメント強化加算，⑤栄養アセスメント加算，⑥栄養改善加算は管理栄養士により管理された場合加算対象となる（表7−19）。栄養ケア・マネジメントは，介護保険の施設サービスにおいて入所者ごとに行われる栄養管理であり，**低栄養状態のリスク**にかかわらず入所者全員に実施する。

　介護報酬は社会情勢などにより改定されるので，常に新しい情報を収集するとよい。

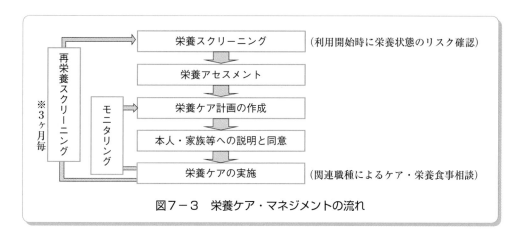

図7−3　栄養ケア・マネジメントの流れ

表7−19　介護保険制度における主な栄養管理

介護保険 サービス	栄養管理	ポイント
施設 サービス	①栄養マネジメント強化加算 （11単位／日）	・管理栄養士を1名以上配置し，入所者への丁寧な栄養ケアの実施や体制強化。特に低栄養状態の入所者に対しては，医師・看護師・管理栄養士等による週3回以上のミールラウンドを実施 ※従来の栄養マネジメント加算は廃止。人員基準に管理栄養士の配置を位置づけ，基本サービスに栄養管理の計画的実施を包括
	②経口移行加算 （28単位／日）	・医師の指示に基づき，医師や管理栄養士，歯科医師，看護師，介護支援専門員その他の職種が共同して経管栄養から経口による食事の摂取を進める ・経口移行計画に基づき，医師の指示を受けた管理栄養士または栄養士による栄養管理が行われ，計画書が作成されてから180日以内に限り加算できる
	③経口維持加算 （（Ⅰ）400単位（Ⅱ）100単位／月）	・経口摂取をしているが，摂食障害による誤嚥がある入所者に対して，医師または歯科医師の指示に基づき，経口維持計画に従い管理栄養士または栄養士による経口による食事摂取を行った場合加算可能（Ⅰ） ・協力歯科医院の歯科医師による場合は（Ⅱ）
	④療養食加算 （6単位／日）	・医師の発行する食事箋に基づいて行われている療養食※が，管理栄養士または栄養士によって栄養管理されている場合1日につき3回を限度として加算される。 ※糖尿病食，腎臓病食，肝臓病食，胃潰瘍食，貧血食，膵臓病食，脂質異常症食，痛風食，特別な場合の検査食
通所 サービス	⑤栄養アセスメント加算 （50単位／月）	・管理栄養士（他施設・栄養ケアステーション等との連携を含む）と介護職員等の連携による栄養アセスメントを実施し，利用者および家族に説明。厚生労働省への情報提供も加算条件となる
	⑥栄養改善加算 （200単位／日）	低栄養状態にある利用者に対して必要に応じて居宅を訪問し，低栄養状態の改善を目的として，管理栄養士による栄養管理が行われている場合加算対象になる
認知症グループホーム	栄養管理体制加算 （30単位／月）	・管理栄養士（他施設・栄養ケアステーション等との連携を含む）が日常的なケアに係る介護職員への技術的助言や指導を行う

1単位は基本10円として換算するが，住んでいる地域やサービスによって支払う金額が異なる。
資料）令和3年3月15日厚生労働省介護報酬改定

5. 事業所給食

5.1　事業所給食の目的

　事業所給食は企業や寮などの給食施設において，従業員の性別，年齢，身体活動レベルに応じた適切な食事を衛生的に提供することを目的としている。

　適切に管理された食事を提供することにより，給食対象者の健康の保持・増進に寄与し，仕事で疲れた心身をいやすことによって仕事への活力を与え，生産性の向上を図る。また，食事を低価格で提供し，従業員の経済的負担を軽減する福利厚生の機能をもち，社交の場として貢献している。

（1）事業所給食の分類

　事業所給食の種類は，主に以下の3つに分類される。

1）事　務　所

　企業などの従業員を対象に行われ，主に昼食を提供する。**献立形態は，単一献立方式，複数献立方式，カフェテリア方式**がある。また，決まった時間に昼食を食べられない場合には**弁当方式**をとる場合もある（図7－4）。

　カフェテリア方式は，主菜，副菜などを数種類の単品料理の中から選択するものである。利用者が自分の好みで料理を選択するため，嗜好に偏りが出て，栄養管理が難しい。また，近隣の食堂やコンビニエンスストアなどの中食を利用することも多いため，中食との競争もある。

　事業所の種類により，昼食のみならず，朝食，夕食，夜勤食を提供している施設もある。

2）寄宿舎（寮），研修所などの附属施設給食

　寄宿舎（寮）や研修所を利用する従業員を対象に行われる給食である。寮全体に占める割合では独身寮が大きいため，給食利用者は若年層が主体となる。近年は単身赴

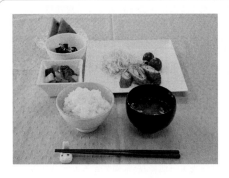
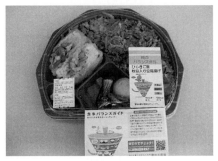

図7－4　事業所給食と弁当の例

出典）上地加容子,片山直美編著：給食のための基礎からの献立作成,建帛社,2016（左写真）
画像提供），株式会社NECライベックス（右写真）

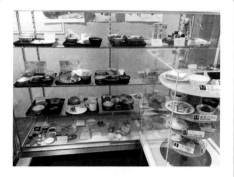

図7−5　食生活や栄養に関する情報の
掲示例

表7−20　事業所における栄養教育の進め方（例）

教育の種類	具体例
食堂内における教育	献立の栄養価表示 予定献立表の作成 よい組み合わせ例の掲示 栄養情報の発信
集団栄養教育	カフェテリア方式の選択方法 バイキングの上手な取り方 食事バランスガイドの活用方法 外食，中食の利用方法 正しいダイエット方法 栄養補助食品の利用方法
個別栄養教育	継続的な受講へ結びつける 特定保健指導と連動させる

任中の中高年も混在する。主に朝食，夕食の2食を提供することが多いが，交代勤務に従事する者が多い場合には，朝食，昼食，夕食の3食を提供するところもある。

（2）事業所給食の特徴

1）献立の配慮

　事業所給食では，対象者すべてが給食を利用する場合と，利用者が個人の意思にまかされていて対象者の何割かが利用する場合がある。そのため，給食を利用する可能性がある対象者は特定できるが，利用者は日々変動する。また，1日3食すべて給食を利用することは少ないとすれば，給食以外の食事の摂り方も含めて自己管理が求められる。この点が事業所給食を運営する際に配慮すべき点である。

　近年は就業の多様化により，給食の対象者が事業体の被雇用者とは限らず，対象者の性別・年齢・身体活動レベルなどのアセスメントに必要な情報が入手しにくい状況も考えられる。このような状況をふまえて，利用者が健康的な食生活が送れるように，提供するメニューや情報を総合的にマネジメントし，十分に配慮しなければならない。

2）利用者向けの栄養教育

　事業所給食における**栄養教育**は，毎日の食事を通して適切な栄養量，バランスを把握してもらうことが第一の目的である。また，食生活や栄養に関するさまざまな情報を発信することにより，食生活の自己管理能力の向上を目指す（図7−5）。運営形態（直営，委託）や，事業主の保健室，健康管理組合との連携の度合いにより，その取り組み方は大きく異なる。連携が低い場合でも，**献立や品揃え，POP**（point of purchase advertisingの略。推奨したい商品の情報を提供し，購買意欲を高めるためのツール）**などの活用**によって対象者の食事内容の改善を図ることは可能である。**栄養教育の進め方**として，表7−20のような栄養教育を具体的に進める。

　食堂内における教育や集団栄養教育は，時間や労力が少なくてすむため効率的であるが，個人に合わせた教育が行いにくい（第2章参照）。

3）産業栄養指導者としての業務

　トータルヘルスプロモーション（以下THP）とは，1988年に厚生省（現・厚生労働省）が策定した「事業所における労働者の健康保持増進のための指針」に基づく，すべての働く人を対象とした総合的な「心とからだの健康づくり運動」である。THPは研修を修了した産業医が健康測定を行い，その結果に基づき4つの健康指導（運動指導，保健指導，メンタルヘルスケア，栄養指導）などをTHPのスタッフが行う。管理栄養士および栄養士（労働者に対する栄養指導経験2年以上）は，THPの考え方，THPの現状，栄養教育の実際，集団へのアプローチ方法，面接技法などを学ぶ産業栄養指導専門研修を受講し，産業栄養指導者（THPスタッフ）になることができる。産業栄養指導者のおもな業務は，食生活・食行動の評価と改善指導である。

4）特定保健指導

　2008（平成20）年4月から，健康保険組合，国民健康保険などに対し，40歳以上の加入者を対象としたメタボリックシンドローム（内臓脂肪症候群）に着目した特定健康診査および特定保健指導が実施されている。特定保健指導は，特定健康診査の結果から，生活習慣病の発症リスクが高く，生活習慣の改善による生活習慣病の予防効果が期待できる人に対して，生活習慣を見直す支援を行う。

　事業所給食では，カフェテリア方式であれば，準備されたメニューの中で何を選べばよいかわかりやすい表示の工夫をする。複数献立が準備されている場合なら，エネルギーや脂質を減らしたメニューや野菜を増やしたメニューなどを準備する。

5.2　給食の委託

　事業所は最もアウトソーシング（外部委託）が進んでいる。事業所給食の運営主体の多くは民間企業であり，厳しい社会経済環境のもとで経営の効率化と本業への集中などを目的として，給食部門の外部委託が急速に拡大し，現在に至っている。

　委託に関しては，本章第7節に詳しく記述する。

5.3　労働安全衛生規則

　事業所給食施設に関する根拠法令は，労働安全衛生規則である。主な給食関連の規定は次のようなものがある。

（1）栄　養　士

　事業所は，労働安全衛生規則により，1回100食以上または1日250食以上の給食を行う場合，栄養士を置くように努めることが定められている。事業者は，栄養士が，食品材料の調査または選択，献立の作成，栄養価の算定，廃棄量の調査，労働者の嗜好調査，栄養指導等を衛生管理者および給食関係者と協力して行うようにさせなければならない。

（2）食堂および炊事場

事業場に附属する食堂または炊事場については，次に定めるところによらなければならない。

①　食堂と炊事場とは区別して設け，採光および換気が十分であって，掃除に便利な構造とすること。

②　食堂の床面積は，食事の際の1人について，1 m² 以上とすること。

③　食堂には，食卓および労働者が食事をするためのいすを設けること（いすについては，座食の場合を除く）。

④　便所および廃物だめから適当な距離のある場所に設けること。

⑤　食器，食品材料等の消毒の設備を設けること。

⑥　食器，食品材料および調味料の保存のために適切な設備を設けること。

⑦　はえその他のこん虫，ねずみ，犬，猫等の害を防ぐための設備を設けること。

⑧　飲用および洗浄のために，清浄な水を十分に備えること。

⑨　炊事場の床は，不浸透性の材料で造り，かつ，洗浄および排水に便利な構造とすること。

⑩　汚水および廃物は，炊事場外において露出しないように処理し，沈でん槽を設けて排出する等，有害とならないようにすること。

⑪　炊事従業員専用の休憩室および便所を設けること。

⑫　炊事従業員には，炊事に不適当な伝染性の疾病にかかっている者を従事させないこと。

⑬　炊事従業員には，炊事専用の清潔な作業衣を使用させること。

⑭　炊事場には，炊事従業員以外の者をみだりに出入りさせないこと。

⑮　炊事場には，炊事場専用の履物を備え，土足のまま立ち入らせないこと。

5.4　事業附属寄宿舎規程

事業附属寄宿舎とは，社員寮など相当人数の労働者が一定の規律・制限により生活態様を共にする施設をいい，根拠法令は，事業附属寄宿舎規程（厚生労働省令）である。主な給食関連の規定は次のようなものがある。

（1）栄　養　士

事業所附属寄宿舎規程により，1回300食以上の給食を行う場合には栄養士を置くことが定められている。

（2）食堂の設置

常時30人以上の労働者を寄宿させる寄宿舎には，食堂を設けなければならない。ただし，寄宿舎に近接した位置に労働安全衛生規則の規定による事業場の食堂がある場合においては，この限りでない。

（3）清潔保持に必要な措置

食堂または炊事場を設ける場合，次に定めるところによらなければならない。

① 照明および換気が十分であること。

② 食器および炊事用器具をしばしば消毒するとともに，これらを清潔に保管する設備を設けること。

③ はえその他のこん虫，ねずみ等の害を防ぐための措置を講ずること。

④ 食堂には，食卓を設け，かつ，座食をする場合以外の場合においては，いすを設けること。

⑤ 食堂には，寒冷時に，適当な採暖の設備を設けること。

⑥ 炊事場の床は，洗浄および排水に便利な構造とすること。

⑦ 炊事従業員には，炊事専用の清潔な作業衣を着用させること。

⑧ 炊事従業員の専用の便所を設けること。

6．その他の給食

6.1　自衛隊給食

自衛隊給食には，医師または栄養士による栄養および調理上の技術指導が必要である。「防衛省職員の健康管理に関する訓令（防訓令昭和29年12月）」によって指導を受けた給食担当官および給食係員の調理した食事が，隊員（職員）に支給される（図7－6）。給食の実施にあたっては「給食の実施に関する訓令（防訓令昭和35年12月）」により，原則として栄養士である栄養担当官

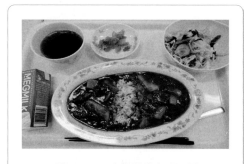

図7－6　自衛隊給食の一例

が，献立作成および栄養価算定とともに栄養管理を行う。

（1）自衛隊給食の特性

① 駐屯地（営内）と活動している現場（営外）からなる

給食は駐屯地（営内）の食堂で行われるのが基本であるが，営外演習，災害派遣などでも行われる。

② 主対象者は健康な青年の集団

隊員の大部分は20歳代前後の健康な青年で，1日3食の完全給食が実施される。

③ 給与栄養目標量

一般に激しい訓練により多量のエネルギーを消費する。よって他の特定給食施設と比較して給与栄養目標量が高く，食事量も多い。駐屯地（営内）隊員を対象に勤務における身体活動レベルの測定や生活状況調査を実施する。その結果に基づき，給与栄

養目標量が決まる。

（２）自衛隊給食における栄養士・管理栄養士の業務

① 献立作成に関わること

② 栄養価算定に関わること

③ 嗜好調査など諸統計に関わること

④ 栄養指導

⑤ 調理，配食などの調整指導

6.2　昼間課程の高校生や大学生を対象とした給食

　栄養士・管理栄養士によって行われる給食管理の対象施設には，明確な根拠法令に基づく特定給食施設などと，それ以外の特定給食施設などとがある。明確な根拠法令に基づく特定給食施設など以外も事業所給食として取り扱われている。例えば，夜間課程で学ぶ高校生を対象とする給食は学校給食であるが，昼間課程の高校生や大学生を対象とする給食は，学校であっても学校給食には含まれない。このため，都道府県などでは，これらの特定給食施設などについて，それぞれの施設の特徴を考慮しながら事業所給食に準拠した取り扱いが行われている。

7．給食の業務委託

　給食の運営形態には大きく分けて直営と委託（外部委託）の２つの方式がある。直営方式は施設の職員として雇用された栄養士・管理栄養士，調理従事者らが給食を作るシステムである。一方，委託方式は施設内の厨房で勤務する栄養部門の職員が主に施設外の会社に雇用された職員であり，その人材で給食を作るシステムのことである。施設と委託会社が契約書を交わし，その条件に合った給食が提供される。

　以前は給食の提供はすべて直営方式であったが，時代の変遷と共に委託給食を可能とするよう制度が整えられ，近年では給食の委託化が進んできている。これは，管理栄養士による栄養管理が義務付けられている病院などにおいて，業務委託することで管理栄養士を栄養管理により専念させたいとの考えによる。対象者の食のニーズの増加，高齢者増加による**嚥下調整食**の必要性など，食事の種類の多様化が際立ってくるなど，食事作りにもより専門的知識が必要とされるようになってきており，給食専門の会社に任せた方が衛生管理や食事の質の担保に関して安心であるとの考え方もある。さらに，施設側からすれば，労務管理の負担も小さくなるというメリットもある。

　しかし，委託給食にしたことで，冷凍食品が増加した，地元食材の使用が減少した，給食がおいしくなくなったなどの意見も少なからずある。施設側の責任者（多くの場合，管理栄養士）が施設管理者とともに委託内容を検討し，契約を締結することが重要となる。直営方式と委託方式のメリットとデメリットを表７－21にまとめた。

表7－21　給食経営管理の形態別メリット・デメリット

経営形態	メリット	デメリット
委　託	・施設側の管理栄養士は栄養管理をする時間がとれる ・人員が確保されており，労務管理の必要が少ない	・契約書による食事作りとなるため，変更がきかない ・利益追求に走ると給食の質が低下する場合がある
直　営	・雇用体系が同じ職員が食事を作ることから，目的意識が共有でき，働きやすい ・責任者からの指示命令が出しやすい	・人員が不足した場合など早急に対処しにくい

7.1　委託の種類
（1）全面委託方式

　献立作成，材料発注，検収，材料費の計算などの栄養士の業務，および下処理，調理，盛付け，配膳，食器洗浄など調理従事者の業務のすべてを委託する方式である。先述の通り，病院などにおいて栄養管理は管理栄養士の業務となっており，委託することにより，病棟に出向いてベッドサイドで患者など対象者とコミュニケーションを深め，栄養指導などに関わる時間が確保できる。一方，対象者に必要な栄養補助食品などを提供しようとしても，契約に含まれていなければ自己負担にせざるをえない場合もある。また，指示命令系統が委託会社の責任者を通すこととなり，料理内容の変更や追加など必要な食事の具体的な指示を直接調理従事者に出しにくい場合もある。

（2）一部委託方式

　栄養士業務，調理従事者業務の一部を委託する方式である。例えば，栄養士業務において，献立作成は委託せずに発注から委託したり，調理従事者業務において，調理業務は委託せずに食器洗浄のみを委託したりするような方法がある。他にも，病院給食では常食，特別食が存在するなかで，調理が比較的簡単な常食のみを委託したり，調理業務の人員確保が困難な朝食のみを委託したりするケースも見られる。

（3）準委託方式

　直営と委託方式の中間型である。企業などで，別会社を設立し，そこで食事作りを行い，委託を請け負うシステムである。

7.2　委託会社の選定方法
　委託会社を選定する方法として，指名競争入札方式とプロポーザル方式がある。指名競争入札方式とは施設側が委託業務内容を提示したうえで，委託候補会社に委託金額を提示させ，安い金額の会社に発注する方法である。プロポーザル方式とは委託候補会社に委託業務に関する実施方法を説明する機会を設け，最も優れた提案をした会社に発注する方法である。施設側と委託候補会社で業務内容について，調整合意した

表7-22　委託形式における栄養士の主な業務

業　務	内　　　容
献立作成	施設側から提示された食事基準に従い，献立を作成する。主食の形態にあわせた副食の献立作成や，病態にあわせた献立の作成が必要となる。また，栄養量はもちろん，厨房作業，材料費，季節感，彩り，見た目などに配慮した献立を立てることが求められる。行事食や，食物アレルギーのある患者にはアレルゲンを排除した献立などもある
発注業務	野菜，肉，魚，卵，米，パン，冷凍食品など調理に必要な食材料を注文する業務である。野菜などは廃棄率を計算して注文する。献立に人数を入力することで食材の発注ができるパソコンソフトを使用しての業務となっていることが多い。栄養剤などの発注は別ルートですることもある。その他，消耗品などの発注もある
納品・検品	業者からの食材の納入に立会い，量，質，温度などを検査，記録する。冷蔵庫，冷凍庫，食品庫などに食材を保存する。納品伝票や書類の整理を行う
帳票事務	材料費計算，食材の出納簿，それに伴う棚卸しなどを行う
食数管理	食事の種類別に食数をまとめ，毎食の情報を厨房に伝える。電子カルテやパソコンを利用することが多い。病院の場合は医師から出される食事せんをパソコンに入力するなどの業務もある。指示された食事ができるよう食札を作成する。食札には病棟，名前，食種，主食の種類・量，アレルギーや好き嫌いの情報などが記載されている。他の施設でも利用者の食事情報を食札にまとめ，厨房に下ろして正しい食事が提供できるように管理する
労務管理	職員の勤務表の作成，欠員が出たときの対応などを行う
衛生管理	食中毒や異物混入が起こらないように調理従事者などの指導を行う。アルコールや使い捨て手袋の使用方法や調理作業の動線確認など幅広い知識と指導力が求められる。大量調理施設衛生管理マニュアルに適応する施設では，それに従った指導となる
厨房業務	調理従事者と協力しながら，調理や盛付けを行う。決められた配膳時刻に合わせ，手早い作業ときれいな盛り付けが求められる。衛生管理をしながらの業務となることを忘れてはならない。食事がトレイにセットされた最終段階で食札との確認業務も行う

場合に契約締結となる。

7.3　委託方式における栄養士の業務

　委託会社には職員として，管理栄養士，栄養士，調理師，調理従事者などが在籍する。委託業務内容は施設によって差があるが，主な栄養士業務を表7-22に示す。施設側には責任者として管理栄養士が存在しているので，連携をとりながら業務をこなしていく必要がある。施設によって，例えば病院であれば，「患者満足度の高い食事提供」とか「喫食率85％以上達成」などのような目標設定がされているので，施設職員と一体となって，達成できるよう業務を遂行しなくてはならない。

8.　配食サービス

8.1　配食サービス

（1）配食サービスの意義

　配食サービスとは，食事療法が必要な人の病状の悪化を防ぐことや，高齢で買い物や調理が困難になった人の栄養状態が悪化しないことを目的に，弁当などを届ける

表7−23　配食サービス関連法規等

法　規　等	概　　説
食事療法用宅配食品等栄養指針 （平成21年　厚生労働省医薬食品局長通知）	医学・栄養学的に適正な宅配食品の提供を確保する観点から，営業者によるこれら食品の適正な製造，取扱い等の指針として策定された。栄養管理体制として管理栄養士等を栄養管理責任者として設置すること，栄養管理責任者は利用者相談部門，献立作成部門，加工部門等の指導，監督を行うこと。病者の食事療法等について適切な指導助言が受けられる医療機関や医師等を確保することなどを定めている
地域高齢者等の健康支援を推進する配食事業の栄養管理に関するガイドライン （平成29年3月　厚生労働省）	医療・介護関連施設と住まいをできる限り切れ目なくつなぐための配食事業に係る栄養管理および低栄養予防・フレイル予防に資する配食事業に係る栄養管理の在り方について示されている。

サービスである。超高齢社会を迎えた日本において，地域包括ケアシステムの構築が進められている。地域包括ケアシステムとは高齢者の尊厳の保持と自立生活の支援の目的のもとで，可能な限り住み慣れた地域で，自分らしい暮らしを人生の最後まで続けることができるようにする地域の包括的な支援・サービス提供体制のことであり，厚生労働省において推進されている。その中で「食」は重要な要素を占める。

　近年，高齢者においては低栄養問題が課題となっており，地域や高齢者の特性に応じた食生活改善対策として配食サービスの必要性が増加している。厚生労働省は適切な配食を通じた地域高齢者等の健康支援をするためのガイドラインを2017（平成29）年3月に公表した（表7−23）。

　また，ただ食事を配達するだけではなく，配達時に安否確認することも目的の1つであり，今後は配達員と高齢者のコミュニケーションも重要な要素となる。

（2）配食サービスの種類

　大きく分類して，公的な配食サービスと民間事業者による配食サービスの2種類があるが，大学などが学生実習と地域貢献を目的に行っているものもある。

1）公的配食サービス

　公的配食サービスとは，原則として介護保険の範囲ではカバーされてはいないが，市町村が独自に創設した直営事業や自治体から事業者への委託などの形で，補助金などを利用して安価に配食のサービスを行っているものである。対象者別にいくつかの種類（表7−24）があり，1日1食，週7食までを基本として食事を届け，配食時に安否確認を実施することで高齢者の生活に役立っている。

2）民間事業者による配食サービス

　利用者と企業の自由契約によって行われる配食サービスである。糖尿食，高血圧食，腎臓食など食事療法が必要な人に対する治療食，高齢者や1人暮らしで食事作りが負担となっている人，仕事が多忙で食事の準備が困難な人，ダイエットしたい人など，対象は多岐にわたる。エネルギー量，3大栄養素量，ビタミンおよびミネラル等や食

表7－24　公的配食サービスの分類

サービスの分類	対　象　者
生活援助型	介護保険の要支援・介護認定を受けた在宅者
自立支援型	自治体で作成したチェックリストなどにより選定した対象者
障害者自立支援型	身体障害者，知的障害者，精神障害者

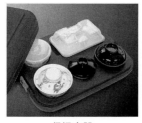
保温容器

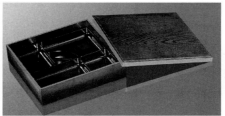
松花堂弁当の容器

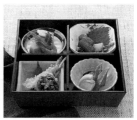
盛付け例

図7－7　配食サービスに用いられる容器と松花堂弁当（副食）の盛付け例

画像提供）国際化工株式会社，業務用食器マルケイシリーズ

塩量の設定をして利用者に提示し，金額も事業者が決定している。メニューと食材だけを届けるサービスもある。

　近年は摂食・嚥下困難者用の嚥下調整食などの配食サービスも増加するなど，事業者の質の高いサービスが求められており，地域包括ケアシステムの重要な担い手として積極的な取り組みが期待されている。なお，献立作成は栄養士・管理栄養士が担当している。

3）地域住民による配食サービス

　地域の社会福祉協議会や任意団体などが提案し，地域内で高齢者を対象に配食サービスを実施している。週に1回とか年に数回程度ではあるが，高齢者の安否確認や地域の人々のコミュニケーションを深めるのために実施されていることが多い。女性会や民生委員が中心となり計画している。

4）栄養士・管理栄養士養成施設等による配食サービス

　栄養士・管理栄養士を養成する大学等が，**給食経営管理実習**として年間数回の配食サービスを実施している。施設内で喫食する給食経営管理実習を発展させ，施設外で喫食する配食サービスを実習で取り入れることで，地域の高齢者に貢献し，喜んでもらえることのみならず，地域とのコミュニケーションをとることも可能となる。また，学生にとっては食事計画の立案，利用者の募集，食数管理，衛生管理，評価等の給食経営マネジメントを学ぶ良い機会となる。

（3）配食サービスに用いられる容器

　松花堂弁当や**保温食器**など，食欲が湧き，温かく食べてもらえる食事提供ができるよう，工夫がされている。また，冷凍で届けられるものは電子レンジ使用可能な容器，回収の手間の要らない使い捨て容器などが用いられている（図7－7）。

文　　献

・岩井達，名倉秀子，松崎政三編著：Nブックス新版　給食経営管理論，建帛社，2020
・富岡和夫，冨田教代編著：エッセンシャル給食経営管理論第3版，医歯薬出版，2013
・外山健二，幸林友男，曽川美佐子，神田知子編：NEXT給食経営管理論第3版，講談社サイエンティフィク，2016
・島田淳子，田村孝志，佐合井治美，田中浩子，内田真理子著：給食計画論，化学同人，2012
・内田和弘，岩本昌子，近江雅代，北野直子ほか著：給食経営管理論，東京教学社，2014
・岡本裕子，加藤由美子，君羅満編：給食経営管理テキスト，学建書院，2012
・医療情報科学研究所編：栄養士・管理栄養士のためのなぜ？どうして？4給食経営管理論第1版，メディックメディア，2015
・給食管理研究会編：六訂給食管理実習・校外編，建帛社，2015
・木戸詔子ほか編：臨地・校外実習のてびき第2版，化学同人，2010
・厚生労働省：日本人の食事摂取基準（2020年版），2019
・全国栄養士養成施設協会編：栄養士実力認定試験過去問題集，建帛社，各年版
・三好恵子，山部秀子，平澤マキ編著：給食経営管理論，第一出版，2016
・芦川修貮，田中寛編著：実力養成のための給食管理論，学建書院，2016
・韓順子，大中佳子：サクセス管理栄養士講座　給食経営管理論，第一出版，2016
・日本栄養士会：管理栄養士・栄養士必携，第一出版，2020
・富岡和夫，冨田教代編著：エッセンシャル給食経営管理論第4版，医歯薬出版，2016
・冨田紀代ほか：給食施設のための献立作成マニュアル第9版，医歯薬出版，2017
・総務省統計局：統計からみた我が国の高齢者－「敬老の日」にちなんで－，2019

第 8 章

給食の組織・人事管理

1. 給食の組織

　組織とは，ある一定の共通目標を達成するために，構成員どうしの役割や機能が分けられ，それらが秩序正しくつながり，統合されている集団のことをいう。給食・栄養部門では，それぞれの部門が所属する経営体の経営方針にしたがって，経営目標（共通目標）を達成するために，多数人の職員（構成員）が，その役割と機能を果たすべく，業務に従事している。

　給食施設は，特定多数の人々に継続して食事を提供するという共通の目標を持ち，栄養士，管理栄養士および調理師などがそれぞれ分業化して給食・栄養部門組織を構成している。喫食者に，品質が高く，満足のいく食事を提供するために，効率的で効果的な組織の形態と人材の適切な配置が重要である。

1.1　給食の組織と機能

（1）PDCAサイクル

　多くの給食施設では，施設の各種管理の改善にPDCAサイクルと呼ばれるマネジメントサイクルの考え方が導入されている。計画（Plan）を立案し，その計画に沿って給食を実施（Do）し，それを評価（Check）し，評価結果により改善（Act）し，さらに次の計画を立案する，といったように，「計画→実施→評価→改善」というサイクルを繰り返すことによって，給食の質を継続的に向上させることが可能となる。

　このPDCAサイクルのプロセスに給食業務を当てはめると，計画（Plan）では，給

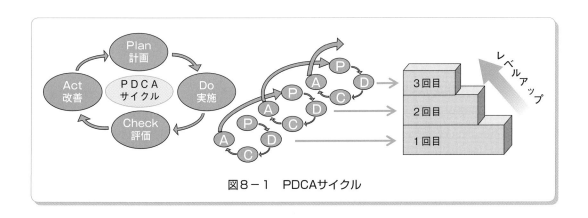

図8−1　PDCAサイクル

表8−1　給食における経営資源

人　材	栄養士，管理栄養士，調理師，調理助手，事務員等
設　備	施設・設備，機械・器具，食材料，消耗品等
資　金	施設の土地，建造物，調理機器等の購入費用・リース費用，食材料費，人件費等
情　報	顧客データ，マーケティング情報，給食管理のコンピューターシステム，技術データベース等
技　術	栄養管理技術，調理技術，食事提供技術，サービス，ノウハウ等

食の目標および給与栄養目標量の決定，献立計画，食材料の購入計画，調理作業計画などを行う。実施（Do）は計画どおりに給食を実施することを意味し，食材料の発注，調理，盛付け，配膳，後片付け，施設・設備の点検などがあげられる。評価（Check）では，喫食状況，残菜率の調査，経費の算定，調理作業の分析，衛生状況の点検などから実施した給食を評価し，改善（Act）では評価結果から改善策を検討し，新たな計画を策定することを意味する。

（2）給食の資源

　給食施設は，経営体の経営方針，経営目標および経営計画等に従って給食を運営している。経営環境の変化にも対応しつつ，経営計画に基づき，経営資源を最大限に活用して業務を行うことが求められる。そのためには，合理的な組織の構築，人材の確保，適切な配置，従業員の教育，そして従業員のモチベーションの向上を図ることが重要である。

　従来，経営資源を表す言葉として3M，つまり人（人材　Man）・物（設備Material）・金（資金　Money）と言われてきたが，近年はこれに加えて情報，技術などが加えられている。給食施設においては，表8−1のように経営資源の具体例を整理することができる。給食施設では，これらの資源をできる限り有効に活用し，その給食施設や所属する経営体の目標達成のために取り組まなければならない。

（3）組織の原則と形態

　給食施設は，その施設や経営体の給食の目標を達成するために，栄養士，管理栄養士，および調理師等の多くの職員が，分業しながら，合理的で効率的に業務に従事できる組織であり，また組織が円滑に機能するような形態であることが望ましい。

1）組織の原則

　組織が円滑に機能するためには，以下の①〜④の原則がある。組織を編成する際にはこれらの原則を基準とし，経営体の規模に応じて構築していく。よい組織の条件として，組織の命令系統に統一性があること，階層が明確なこと，業務を行うにあたっての権限の分散と委譲が適切に行われていることがあげられる。

① **専門化の原則（分業の原則）**　類似した業務を同一人物に担当させることによ

り，専門化を図る。

② **権限・責任一致の原則**　各組織の構成員の権限の大きさは，担当する職務に相応するとともに，それと同等の責任が負わされなければならない。

③ **統制範囲の原則**　1人の管理者が直接管理できる部下の人数には限度があり，これを超えると管理効率が低下する。

④ **命令統一性の原則**　指示・命令はその組織の中の，直接の上位者1人から受けるべきである。

2）組織の形態

組織の形態には，ライン組織，ファンクショナル組織，ラインアンドスタッフ組織等があり，現在，多くの経営体はラインアンドスタッフ組織の形態をとっている。

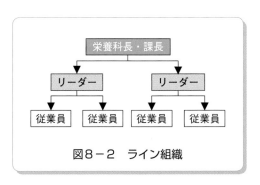

図8-2　ライン組織

① **ライン組織（直系組織，図8-2）**　ラインとは，製品を製造したりサービスを提供販売したりする製造販売部門を指す。ライン組織は，組織の基本となるものである。これは，「命令統一性の原則」に基づくもので，部下は1人の上司からのみ指示命令を受ける組織形態である。ライン組織は，上から下への命令系統が明確で，上位者の意思が一貫して末端まで浸透するので，命令系統に統一性があるという長所があげられる。短所としては，各部間相互の連携がうまく行われない可能性があることがあげられる。

ライン組織は，小規模の給食・栄養部門で用いられる。

② **ファンクショナル組織（職能組織，図8-3）**　職能（社会や組織の中でその職業が受け持つ一定の役割のこと）別の管理者が，それぞれの受け持つ業務について部下を管理する組織形態である。これは，「専門化の原則」に基づく形態で，管理者の専門的能力を効果的に活用することができるという長所がある。管理者は自分の専門に関してのみ部下に指示や命令をすればよいが，部下は，複数の管理者から指示・命令を受けることとなり，「命令統一性の原則」が軽視される場合がある。そのため，命令系統が複雑になりやすいという短所がある。

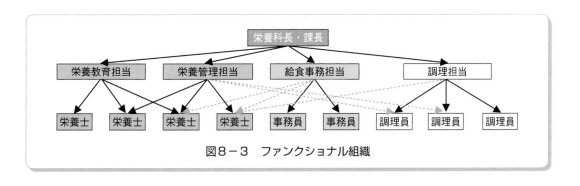

図8-3　ファンクショナル組織

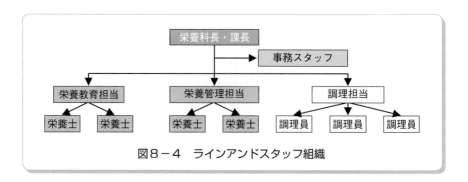

図8-4　ラインアンドスタッフ組織

　給食・栄養部門でのファンクショナル組織は，栄養管理担当，栄養教育担当，給食事務担当などの業務で分業し，それぞれの専門性を生かした組織形成が可能となる。

③　**ラインアンドスタッフ組織**（直系参謀組織，図8-4）　　スタッフとは，ラインの援助や助言を行う人事・経理部門を指し，ラインアンドスタッフ組織はライン組織とファンクショナル組織のそれぞれの長所を取り入れ，「専門化の原則」と「命令統一性の原則」とを両立させた組織形態である。基本的にはライン組織として編成し，スタッフ組織は別に編成し，ライン組織に並列させる形態である。

　比較的規模の大きい経営体の給食・栄養部門では，ラインアンドスタッフ組織の形態をとっていることが多い。図8-4に示すように，この形態では，事務スタッフは部門長を補佐し，部門内の様々な事務処理を行うが，ラインに属するスタッフに命令・指示は行わない。

（4）給食組織と関連分野との連携

　適切な栄養管理がなされた，満足のいく給食を提供する，という給食施設の共通目標を達成することは，給食・栄養部門だけでできることではない。効率よく目標を達成するためには，関連部門との連携が重要である。

　たとえば，病院給食では，給食業務や栄養教育などの業務を円滑に行うために，診療部門や看護部門，リハビリテーション部門，事務部門等との情報共有等といった連携は欠かせない。また，医師，管理栄養士，看護師，薬剤師，臨床検査技師などの多職種で構成されている**NST**（Nutrition Support Team；栄養サポートチーム）の一員として，患者の栄養補給に携わることも求められている。図8-5に病院における給食・栄養部門の組織の例，図8-6にNST組織の例を示した。

　学校において，**栄養教諭**は給食の運営と食に関する指導の中心的役割を担っている。日頃の給食の計画や指導，実施および評価については担任教諭や養護教諭等との連携が欠かせない。また，児童・生徒に対する食に関する指導を効果的に行うためには，学校内の教職員はもとより，家庭や地域との連携が重要である。図8-7に栄養教諭がかかわる食に関する個別相談・指導の体制の例，図8-8に小学校の組織における栄養教諭のかかわる業務の位置づけの例を示した。

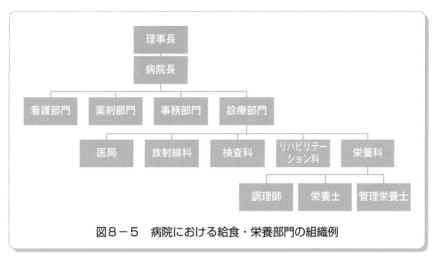

図8-5 病院における給食・栄養部門の組織例

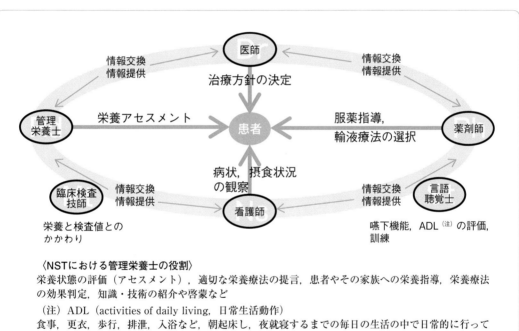

〈NSTにおける管理栄養士の役割〉
栄養状態の評価（アセスメント），適切な栄養療法の提言，患者やその家族への栄養指導，栄養療法の効果判定，知識・技術の紹介や啓蒙など

（注）ADL（activities of daily living, 日常生活動作）
食事，更衣，歩行，排泄，入浴など，朝起床し，夜就寝するまでの毎日の生活の中で日常的に行っている動作や活動

図8-6 NST（栄養サポートチーム）の組織例

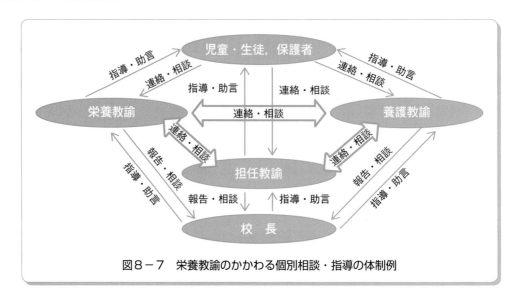

図8-7　栄養教諭のかかわる個別相談・指導の体制例

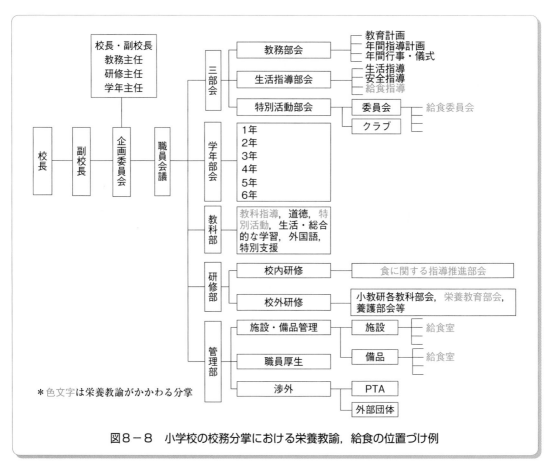

＊色文字は栄養教諭がかかわる分掌

図8-8　小学校の校務分掌における栄養教諭，給食の位置づけ例

2. 人事・労務管理

　人事管理とは，経営体の目標達成のために，必要な従業員を確保し，その人材を合理的かつ効率的に活用するために行う管理のことをいう。具体的には，人材の採用の管理，配置および異動の管理，昇進および昇格の管理，さらに能力開発（教育訓練）の管理などである。長期的な視点をもって，有能な人材を採用し，適切な教育訓練を行うことは，高度な知識や技術を身に付けた労働意欲の高い優秀な人材を育成することとなり，経営体の成長に貢献することができる。

　労務管理とは，労働生産性の向上および改善を目的として，経営体が従業員に対して行う，労働条件，福利厚生および労使間の関係などの管理のことをいう。

　人事・労務管理を適切に行うことによって，個人，組織および経営体の生産性を向上させることができる。

（1）教育訓練と能力開発

　ここで述べる能力開発とは，従業員が業務を行う上で必要な能力を伸ばしていくことである。能力開発のために，経営体は従業員に対して教育訓練を行うことにより，人材の能力を最大限に引き出し，仕事に対するモチベーションを向上させる教育訓練は，組織の財産となるといっても過言ではない。

　教育訓練は，業務を効率的に行う上で必要となる知識や技術を獲得するために行われる。方法として，OJT（職場内教育），OFF-JT（職場外教育）とに大別される。また，自己啓発も仕事に対するモチベーションを向上させるために重要である。

1）OJT（職場内教育　on the job training）

　給食施設での教育訓練はOJTが主流である。日常の給食業務を通して，上司や先輩がその給食施設の業務を行うために必要な知識，技術および資質等を指導し教育する。また，職場内での研修会や講習会を開催し，必要性の高いテーマについて研修を行う。

2）OFF-JT（職場外教育　off the job training）

　OFF-JTは，通常の職場から離れた場所で行われる教育である。職域や職位別に専門的な内容で，職場外の研修施設等で行われることが多い。OJTは主に新人研修として行われることが多いのに対して，OFF-JTは中堅またはそれ以上の職員を対象に行われることが多い。職場外のセミナーや研修会，学会等に参加することにより，社外の者との交流や情報交換の機会にもなり，幅広い視野を養うこともできる。

3）自己啓発（self-development）

　自己啓発とは，職場や上司から指定された教育や訓練とは異なり，本人の意思で，自分自身の能力向上や精神的な成長を目指すこと，またはそのための訓練を意味する。職員の自発的な能力開発である。

3. 事務管理

3.1　事務管理の目的

（1）事務管理の目的

　ここで述べる事務管理とは，組織内の情報を適切に収集して作成し，それを伝達して，記録したものを適切に保管することである。

　事務管理の目的は，業務を確実かつ能率的で効率的に行うために，必要となる情報が，必要な時に必要なところに正しい形で伝わるようにすることである。

　給食施設では，業務に伴って，帳簿や伝票などが発生する。家庭でいえば，帳簿は家計簿に，伝票はレシートに相当する類のものであり，これら帳簿と伝票をまとめて帳票と呼んでいる。給食施設で取り扱われる帳票類は，給食計画，栄養管理，経理，施設・設備管理等と非常に多岐にわたっているため，能率的な事務処理をしなければ円滑に給食業務を進めることができない。

　また，一連の給食業務を合理的で効率的に進めるためには，適確な帳票類の作成と帳票類のフォーマット等の標準化と，これら帳票類が持つ情報の処理や管理にコンピューターシステム（アプリケーション）の利用が必要とされる。

3.2　事務管理の実際

（1）諸帳票の種類

　給食施設では，事務管理業務を行う上で必要とされる書面や納品書等が発生する。

表8-2　帳簿と伝票の性質

	性　　質	例
帳　簿	事務上の必要事項を記入するための帳面 1か所にとどまって保管・管理されている	検食簿，食事摂取基準（献立作成基準），検収記録簿等
伝　票	金銭の出入や取引内容などを記入する一定の様式を備えた紙片 バラバラな状態で，複数の部署で取り扱う 取引に関する責任を明らかにし，後日の証拠ともなる	発注伝票，納品書兼請求書，食事せん，食札等

表8-3　給食施設で使用するおもな帳票類の例

業　　務	帳票名
栄養・食事管理	荷重平均食事摂取基準（給与栄養目標量）算出表，食品群別荷重平均栄養成分表，食品構成表，約束食事せん，食事せん，予定献立表，実施献立表，食数集計表，食札，作業工程表，作業動線図，調理指示書，検食簿，人員構成表，栄養出納表，栄養管理報告書
食材管理	発注書，納品書，請求書，在庫食品受払簿，食材料費報告書
衛生管理	検収記録簿，衛生管理チェック表，調理従事者の健康状態記録表
給食評価	嗜好調査表，食事温度記録表，残菜調査表

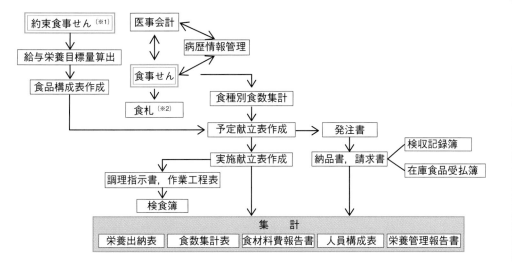

※1　その給食施設独自の献立作成基準のこと。医師と栄養部門との間で，食種ごとに栄養量，食品構成，食事の特徴などの約束事を記載したもの。
※2　喫食者の食事管理のために，氏名，食事に関する情報が記載された帳票。喫食者名，病室，食種，禁止食品，主食の種類や量などが記載され，調理室でのトレーメイクや病棟での食事の受け渡しのために使用する（図8－10）。

図8－9　病院給食における帳票を中心とした情報の流れ

これら帳票類の種類は多く実際に使用されるものは同じ役割のものであっても地域や給食施設ごとに名称や様式が異なることがあるため，各施設の特性を考慮して作成される。

　帳票類は，一般的に帳簿と伝票とに分けることができ，それぞれ異なる性質を持っている（表8－2）。

　表8－3に，給食施設で使用されている主な帳票類の一覧を示した。

（2）帳票類の標準化

　これまで述べてきたように，給食施設で使用する帳票類の種類は多く，多岐にわたっている。これらを正確に，効率的に処理していくことで，給食業務を円滑に進めることができる。したがって，各種帳票類の作成にあたっては，標準化しておくことが重要である。たとえば，献立作成業務，作業手順，帳票類の記録方法等について一定のルールを明文化することが標準化の一手段である。つまり，このような標準化を行うことで，部署内の誰でもが，正確に帳票類を作成し，記録して，保管することが可能となる。この標準化の過程で，帳票類のフォーマット（様式）を簡素化し，簡単な記録方式を取り入れ，さらには記入漏れ等のチェックを簡易にできるようにしていくことも重要である。

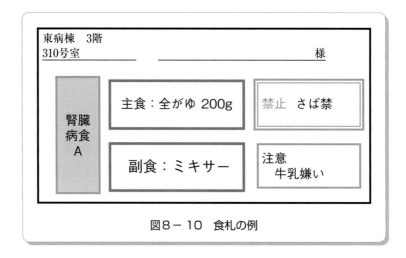

図8−10　食札の例

（3）コンピューターの利用と活用

　給食業務における帳票類は，発注書，納品書，請求書，食数集計表，栄養出納表および食材料費計算書などさまざまである。図8−9に，病院給食における，帳票類を中心とした情報の流れの例を示した。そこに示すように，給食業務では帳票類の種類が多く，それらは互いに連動している。

　これらの事務処理を能率的かつ正確に行うために，コンピューターの利用は欠かせない。給食施設では，その施設の特性に応じたシステム，たとえば専用のアプリケーションをつくり，活用していることが多い。このような，コンピューターシステム（アプリケーション）の利用によって，事務処理を迅速かつ正確に行うことで，給食業務が円滑に進められる。これによって，生み出された人的・時間的余裕を事務処理以外の栄養教育や喫食者へのサービスに費やすことが可能となる。このことは，給食サービス全体を充実させることに貢献することにつながる。

文　　献

●参考文献
・芦川修貳：エスカベーシック給食の運営，同文書院，2018
・八倉巻和子，相川りゑ子ほか：給食経営管理第2版，医歯薬出版，2015
・藤原政嘉，田中俊治，赤尾正：新実践給食経営管理論第3版，みらい，2014
・内田和宏，岩本昌子ほか：イラスト給食経営管理論第2版，東京教学社，2018
・金田雅代編著：四訂栄養教諭論，建帛社，2019
・冨田教代，富岡和夫：エッセンシャル給食経営管理論第4版，医歯薬出版，2016
・幸林友男，曽川美佐子，神田友子，市川陽子：栄養科学シリーズNEXT給食経営管理論
　第4版，講談社サイエンティフィク，2019

第 9 章

給食の会計・原価管理

1. 会計・原価管理

　会計とは，金銭・物品の記録・計算・管理，企業の財政状態と経営成績を取引記録に基づいて明らかにし，その結果を報告する一連の手続きのことである。それらを明らかにすることで，経済単位（企業，委託給食会社，病院，福祉施設，学校，保育所など）として利益が発生しているか否かを判断することができる。

　原価とは，商品・製品・用役の製造・販売のために費消された財貨・用役の価値のことで，労働力や財貨をお金で示したものであり，それらを管理することで原価の上げ下げが可能である（図9－1）。

1.1　会計・原価管理の目的

（1）会計・原価管理の目的

　企業が目標とするもののうちの1つに利益の追求があり，利益がなければ企業の経営は著しく困難になる。一方で，学校給食法第2条には学校給食の目標の1つに「適切な栄養の摂取による健康の保持増進を図ること」とある。また，学校以外の特定給食施設においても，栄養管理された食事を摂取することで健康の増進，疾病の予防および早期回復を図ることや，喫食者の満足度を高めることが目標とされている。

　一般的な企業，特定給食施設のいずれであっても，利益を生み出し続けなくては組織を維持することはできない。特定給食施設は企業と比較して，利益の追求よりも食事を提供することで喫食者の健康管理に寄与することに重きを置く傾向にあった。しかしながら，今日給食を提供している病院や福祉施設においては，高齢者の増加などによる施設数の増加から，それらの施設はすでに特別な存在ではなくなり，他施設と

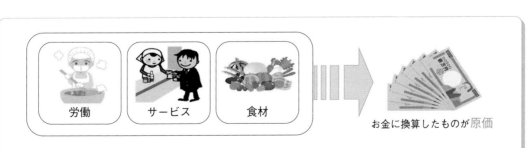

労働　サービス　食材

お金に換算したものが原価

図9－1　原価とは

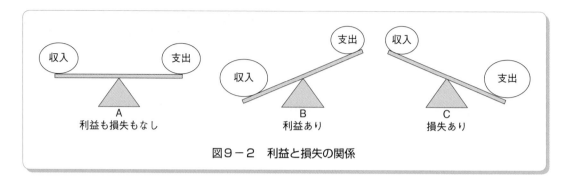

図9－2　利益と損失の関係

サービス全般を比較され，施設間の競争が激しくなってきている。そのため，企業のようではないにしろ，それらの施設においても従来以上にサービスに予算を割く都合上，今までよりもさらに採算や営利を検討する必要性がでてきた。そのような観点から栄養士・管理栄養士の養成においても，経営管理という概念を学ぶ必要性があり，カリキュラムに組み込まれるようになった。実際，給食を提供している現場においても，コスト削減の面から給食部門を外部委託する施設の割合が年々増加している。

（2）収入と支出のバランス

　収入を増やし，支出を減らすことで利益が出る状態になる（図9－2）。利益とは収入から費用などの支出を差し引いた残りであるので，利益を拡大する（増やす）ための方法としては，①収入を増やすこと，②支出を減らすことの2つが考えられる。給食において考えると，①のためには喫食者数を増やすこと（収容人数の増加のための改築，建て替えや，他施設とのサービスの差別化などがあげられる），②に関しては経費の削減（材料費を算出するのに必要な発注書，納品書，請求書，食品受払簿や，人件（労務）費の算出に必要な勤務表など，諸経費の算出に必要な書類をもとに原価計算を行い精査することで，抑制することが可能である）がこれに当たる。ただ，支出を抑え経費を削減できたとしても，食事の質やサービスが低下すると喫食者の満足度が低下してしまうので，そうならないような工夫が必要といえる。

1.2　原価管理

（1）原価構成（給食原価）

　原価とは前述の通り，製品を生産，提供するまでに要した労働力，サービス，材料などをお金に換算したものであり，材料費・人件（労務）費・諸経費の3つで構成される。これらを細かく分類し，比較分析することで何が原価を押し上げているかが把握でき，原価を抑制するためには何をすべきかがわかる。一般的に，給食費の原価を引き下げる場合，材料費と人件（労務）費の引き下げが必要だといわれている。

　原価は，給食施設の現場においては，給食原価や製造原価とよぶこともある。その場合，給食製造に直接関与する調理作業などを直接給食費，間接的に関与する配膳，

表9－1　給食原価（製造原価）の例

給食原価（製造原価）	
直接給食費	間接給食費
直接材料費	間接材料費
直接人件（労務）費	間接人件（労務）費
直接諸経費	間接諸経費

食事の運搬，下膳，洗浄作業などを間接給食費と分けることもあるが，その分け方に関しては統一されているわけではなく，各施設の裁量に委ねられている（表9－1）。

　材料費とは，大量調理においては食材料費ともよばれ，主に食材の購入時に発生した費用のことであるが，それ以外にもアルミカップ，バラン，竹串など料理を飾るための料理装飾消耗品費，購入に付随して発生した手数料や運送費なども含まれる。

　人件（労務）費とは，労働の対価として支払われるお金のこと全般をさしており，賃金や給料のことである。労働基準法第11条には「賃金とは，賃金，給料，手当，賞与その他名称の如何を問わず，労働の対償として使用者が労働者に支払うすべてのものをいう」とある。

① 給料とは，労働者に対して毎月支払われるお金のことである。

② 手当とは，諸手当ともよばれる。住宅手当，家族手当，役職手当などをさし，基本的な給料とは別に支払われるお金のことである。

③ 賞与とは，毎月の給料とは別に支払われる特別手当のことである。通常は年2回，夏と冬に支給され，一般にボーナスともよばれる。

　そのほか，退職者に関係する退職引当金や，企業が労働者およびその家族に対し保健，医療，慰安，教養などのために支払う福利厚生費などもここに含まれる。

　諸経費とは，水光熱費，通信運搬費，修繕費，保守費，施設・機器類の減価償却費，消耗品費，教養費，教育・訓練費，研修費，衛生管理費，会議費，リース料，旅費など多岐にわたる。材料費と人件（労務）費にあてはまらないものは諸経費と考えてよい。

（2）減価償却費

　一般家庭と異なり，特定給食施設においては調理を行う建物や使用する器具，設備等の規模が大きく大型のものも必要になる。それらの価値は恒久的なものではなく，経年劣化や摩耗により下がるのが普通であり，それを減価（前述の原価と混同しやすいので注意（原価≠減価））という。また，それらは短時間で壊れたり消耗するものではなく，数年にわたり使用することが多い。そのため，それらを取得するのに要した金額は一度に費用計上するのではなく，分割して計上する。分割して費用計上することを減価償却，それに要する費用を減価償却費といい，減価償却を分割する年数を耐用年数という。この年数は税法上で決まっている（個々の耐用年数については国税庁のHP参照のこと）。耐用年数とは，その期間が過ぎたものを使用してはならないという意味ではなく，その後も使用することに問題はない。減価償却費の算出には定額法と定率法があり，定率法の場合は保証率から償却保証額を算出し，未償却の残高が償却保証額を下回った場合，残高に改定償却率を乗ずる。一見，非常に煩わしいように思えるが，企業においては税制上でのメリットがあるため，このような手続きを行っている。

① **定額法（償却する費用が一定）**

　減価償却費＝取得価格（購入時の金額）×定額法の償却率（税法により規定される）

② **定率法（償却する費用が減少していく）**

　未償却の残高が償却保証額以上の場合

　減価償却費＝期首末未償却残高×定率法の償却率

　償却保証額＝取得価格×保障率

　※未償却の残高が償却保証額を下回った場合，

　減価償却費＝期首末未償却残高×改定償却率

　$\boxed{\text{計算例}}$

　取得価格（購入金額）500万円，耐用年数5年の機械を購入した。

定額法の場合：

　定額法償却率 0.200

　500万円×0.200 ＝ 100万円

　毎年 **100万円**償却する（**定額**）

　1年目 500万円×0.200 ＝ **100万円**

　2年目 500万円×0.200 ＝ **100万円**

　3年目 500万円×0.200 ＝ **100万円**

　4年目 500万円×0.200 ＝ **100万円**

　5年目 500万円×0.200 ＝ **100万円**

　　　　　　　　　合計 500万円

定率法の場合：

　定率法償却率 0.500　改定償却率 1.000　保証率 0.06249

　償却保証額　500万円×0.06249 ＝ 31.245万円

　未償却残高≧償却保証額の場合（未償却残高が31.425〜500万円の時），毎年未償却の

　残高に **0.500** 乗ずる（**定率**）

　1年目 500万円× **0.500** ＝ 250万円

　2年目 250（500 − 250）万円× **0.500** ＝ 125万円

　3年目 125（500 − 250 − 125）万円× **0.500** ＝ 62.5万円

　4年目 62.5（500 − 250 − 125 − 62.5）万円× **0.500** ＝ 31.25万円

　※未償却残高＜償却保証額の場合（未償却残高が31.425万円を下回る時），未償却の残

　　高に 1.000 を乗ずる

　5年目 31.25（＜ 31.425）万円× 1.000 ＝ 31.25万円

　　　　　　　　　合計 500万円（図9−3）

（3）財 務 諸 表

　財務諸表とは，企業などが決算の際に作成する会計報告書類のことであり，企業部外者に対して企業の財務状況，財産，負債，資本の変動などに関する情報を提供する

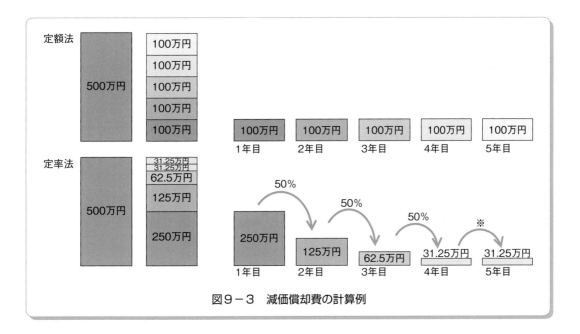

図9－3 減価償却費の計算例

ものである。決算とは，企業が行う一定期間の経営成績や財政状況をまとめる一連の作業のことで，収益の状況は後述の貸借対照表，損益計算書，キャッシュフロー計算書により明らかになる。これらの書類は企業外部者へ報告するための書類なので，あらかじめ記入形式，書式が決まっている。

1）貸借対照表（balance sheet：B/L）

決算日における企業の資産と負債を対照表示したもので，企業が保有している資産（財産）の内訳とその資産を得るために調達した資金を表している書類のことである。この表は左側に資産の部，右側に負債の部が列記されており，左側を借方，右側を貸方とよぶ。借方には資産の増加，負債・資本の減少，費用の発生など，貸方には資産の減少，負債・資本の増加，費用の除去，収益の発生などを記入する。さらに，資産合計と負債・資本合計は必ず一致する。

2）損益計算書（profit and loss statement：P/L）

一定の会計期間における企業の経営成績を表した書類のことで，期間中の企業活動によって獲得したお金（収益）とその収益を獲得するために費やしたお金（費用）を比較して損益状態を明らかにした書類である。「収益－費用＝利益」であり，「収益＜費用」だと損失が計上され，「収益≧費用」だと利益が計上される。

3）キャッシュフロー計算書（cash flow statement：C/S）

1会計期間における資金の収支を活動別に分けて表した書類のことで，営業活動，投資活動，財務活動の三つの活動区別に表示したものである。多くの企業は倒産しない限り永続的に営業活動を行うため，現時点で赤字だとしても，将来的に黒字に転じるというような場合もある。また将来の黒字を見越して先行投資という形をとる場合

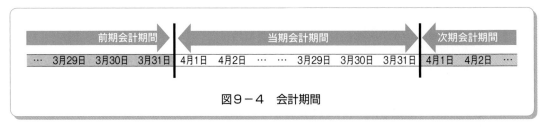

図9-4　会計期間

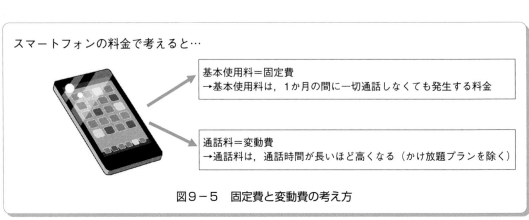

スマートフォンの料金で考えると…

基本使用料＝固定費
→基本使用料は，1か月の間に一切通話しなくても発生する料金

通話料＝変動費
→通話料は，通話時間が長いほど高くなる（かけ放題プランを除く）

図9-5　固定費と変動費の考え方

もあるため，一時点のみでの判断は望ましくない。そのため企業においては損益を計算する都合上，一定の期間を区切り業績を確定する。この区切られた一定の期間のことを会計期間という。企業にもよるが会計期間は前年決算日の翌日から今年の決算日までの1年間のことをいう（図9-4）。

　キャッシュは現金や財産，フローは流れといった意味があり，企業におけるお金の流れ，現金の受け取りと支払いの状況を示す書類である。

（4）固　定　費

　売上に関係なく発生する費用のこと。常勤の社員の賃金，水光熱費の基本料金，賃貸の場合の家賃，支払利息，租税，管理費，減価償却費，交通費，通信運搬費などのことであり，大量調理においては，食数に関係なく発生する費用のことである。

（5）変　動　費

　売上によって変動する費用のこと。パートタイマーの賃金，食材料費，カット野菜などの外注加工費，水光熱費の使用料金，消毒用アルコールや洗剤などの消耗品費がこれにあたる。大量調理においては，食数に比例して必要になる（増える）費用のことである。固定費と変動費の関係の模式図を図9-5に示した。

（6）売　上　高

　企業としての活動成果を示すもので，具体的には商品の販売やサービスを提供する

ことにより得ることができた収入の合計のことである。単純に売上高の大小のみで優良企業である，儲かっていると判断できるわけではない。業種により異なる場合があるが，売上高と収益は同じと考えてよい。

（7）損益分岐点分析

損益分岐点とは，企業が利益をあげるために必要な最低限の売り上げのことであり，算出には，前述の固定費，変動費および売上高の数値が必要になる。これらを分析することで，企業として損（損失，赤字）をしているか，益（利益，黒字）になっているのかがわかると同時に，その原因が何であるかを把握でき，益になるためにはどのようなことをすればよいかがわかる。一般的に，損益分岐点が低ければ低いほど少ない売上高で採算がとれるため，企業としては望ましいといえる。

大量調理においては，施設・設備費，常勤の栄養士，管理栄養士，調理員の賃金，水光熱費の基本料金，減価償却費，賃借料などが固定費で，パートタイマーの賃金，水光熱の使用料金，食材料費などが変動費となる。

損益分岐点 ＝固定費÷（1 −変動費率）

変動費率 ＝変動費÷売上高

損益分岐点＝売上高 →利益も損失もなし

損益分岐点＞売上高 →損失あり（赤字）

損益分岐点＜売上高 →利益あり（黒字）

計算例①

（A）売上高 700 万円，（B）固定費 250 万円，（C）変動費 400 万円の企業がある。この時の損益分岐点の算出法は，下記のようになる。

①全て万単位の場合，万を外して計算する

②変動費率 ＝ 400（C）÷ 700（A）= 0.5714285... ≒ 0.57

③損益分岐点= 250（B）÷（1 − 0.57）

     = 250 ÷ 0.43

     = 581.39534... ≒ 581

④①で外した万を戻す

⑤損益分岐点は 581 万円で，売上高 700 万円と比較する

 581 万円（損益分岐点）< 700 万円（売上高）

 売上高が損益分岐点を上回っている。

 つまり，利益がある（黒字）

 ※四則演算の優先順位を間違えずに計算すること。

計算例②

損益分岐点を下げるには

 →A：変動費を下げる，B：売上高を上げる

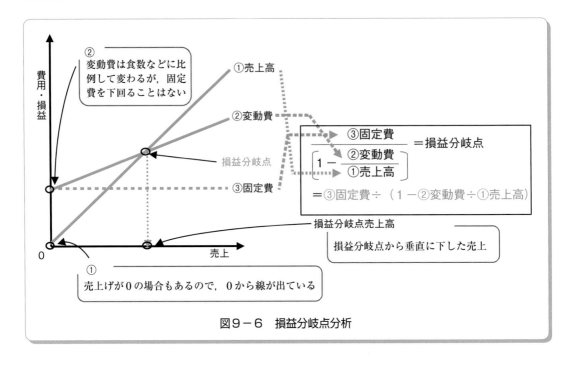

図9－6　損益分岐点分析

基本　固定費60万円，変動費120万円，売上高200万円
→損益分岐点 = 60 ／ ｛1 －（120/200）｝= 150
①A：固定費60万円，変動費100万円，売上高200万円
→損益分岐点 = 60 ／ ｛1 －（100/200）｝= 120
②B：固定費60万円，変動費120万円，売上高300万円
→損益分岐点 = 60 ／ ｛1 －（120/300）｝= 100

文　　献

●参考文献
・日本栄養士会医療事業部：平成26年度政策課題「平成26年度全国病院栄養部門実態調査」報告書，2015
・岩井達，名倉秀子，松崎政三編著：Nブックス新版　給食経営管理論，建帛社，2020

健康増進法 （平成 14 年 8 月 2 日法律第 103 号）最終改正：令和 3 年 5 月 19 日法律第 37 号

（目的）
第1条　この法律は，我が国における急速な高齢化の進展及び疾病構造の変化に伴い，国民の健康の増進の重要性が著しく増大していることにかんがみ，国民の健康の増進の総合的な推進に関し基本的な事項を定めるとともに，国民の栄養の改善その他の国民の健康の増進を図るための措置を講じ，もって国民保健の向上を図ることを目的とする。

（栄養指導員）
第19条　都道府県知事は，前条第1項に規定する業務（同項第1号及び第3号に掲げる業務については，栄養指導に係るものに限る。）を行う者として，医師又は管理栄養士の資格を有する都道府県，保健所を設置する市又は特別区の職員のうちから，栄養指導員を命ずるものとする。

（特定給食施設の届出）
第20条　特定給食施設（特定かつ多数の者に対して継続的に食事を供給する施設のうち栄養管理が必要なものとして厚生労働省令で定めるものをいう。以下同じ。）を設置した者は，その事業の開始の日から1月以内に，その施設の所在地の都道府県知事に，厚生労働省令で定める事項を届け出なければならない。
2　前項の規定による届出をした者は，同項の厚生労働省令で定める事項に変更を生じたときは，変更の日から1月以内に，その旨を当該都道府県知事に届け出なければならない。その事業を休止し，又は廃止したときも，同様とする。

（特定給食施設における栄養管理）
第21条　特定給食施設であって特別の栄養管理が必要

なものとして厚生労働省令で定めるところにより都道府県知事が指定するものの設置者は，当該特定給食施設に管理栄養士を置かなければならない。
2　前項に規定する特定給食施設以外の特定給食施設の設置者は，厚生労働省令で定めるところにより，当該特定給食施設に栄養士又は管理栄養士を置くように努めなければならない。
3　特定給食施設の設置者は，前2項に定めるもののほか，厚生労働省令で定める基準に従って，適切な栄養管理を行わなければならない。

（指導及び助言）
第22条　都道府県知事は，特定給食施設の設置者に対し，前条第1項又は第3項の規定による栄養管理の実施を確保するため必要があると認めるときは，当該栄養管理の実施に関し必要な指導及び助言をすることができる。

（勧告及び命令）
第23条　都道府県知事は，第21条第1項の規定に違反して管理栄養士を置かず，若しくは同条第3項の規定に違反して適切な栄養管理を行わず，又は正当な理由がなくて前条の栄養管理をしない特定給食施設の設置者があるときは，当該特定給食施設の設置者に対し，管理栄養士を置き，又は適切な栄養管理を行うよう勧告をすることができる。
2　都道府県知事は，前項に規定する勧告を受けた特定給食施設の設置者が，正当な理由がなくてその勧告に係る措置をとらなかったときは，当該特定給食施設の設置者に対し，その勧告に係る措置をとるべきことを命ずることができる。

健康増進法施行規則
（平成 15 年 4 月 30 日厚生労働省令第 86 号）最終改正：令和元年 5 月 7 日厚生労働省令第 1 号

（特定給食施設）
第5条　法第20条第1項の厚生労働省令で定める施設は，継続的に1回100食以上又は1日250食以上の食事を供給する施設とする。

（特定給食施設の届出事項）
第6条　法第20条第1項の厚生労働省令で定める事項は，次のとおりとする。
1　給食施設の名称及び所在地

2　給食施設の設置者の氏名及び住所（法人にあっては，給食施設の設置者の名称，主たる事務所の所在地及び代表者の氏名）
3　給食施設の種類
4　給食の開始日又は開始予定日
5　1日の予定給食数及び各食ごとの予定給食数
6　管理栄養士及び栄養士の員数
（特別の栄養管理が必要な給食施設の指定）

第7条　法第21条第1項の規定により都道府県知事が指定する施設は，次のとおりとする。

1　医学的な管理を必要とする者に食事を供給する特定給食施設であって，継続的に1回300食以上又は1日750食以上の食事を供給するもの

2　前号に掲げる特定給食施設以外の管理栄養士による特別な栄養管理を必要とする特定給食施設であって，継続的に1回500食以上又は1日1500食以上の食事を供給するもの

（特定給食施設における栄養士等）

第8条　法第21条第2項の規定により栄養士又は管理栄養士を置くように努めなければならない特定給食施設のうち，1回300食又は1日750食以上の食事を供給するものの設置者は，当該施設に置かれる栄養士のうち少なくとも1人は管理栄養士であるように努めなければならない。

（栄養管理の基準）

第9条　法第21条第3項の厚生労働省令で定める基準は，次のとおりとする。

1　当該特定給食施設を利用して食事の供給を受ける者（以下「利用者」という。）の身体の状況，栄養状態，生活習慣等（以下「身体の状況等」という。）を定期的に把握し，これらに基づき，適当な熱量及び栄養素の量を満たす食事の提供及びその品質管理を行うとともに，これらの評価を行うよう努めること。

2　食事の献立は，身体の状況等のほか，利用者の日常の食事の摂取量，嗜好等に配慮して作成するよう努めること。

3　献立表の掲示並びに熱量及びたんぱく質，脂質，食塩等の主な栄養成分の表示等により，利用者に対して，栄養に関する情報の提供を行うこと。

4　献立表その他必要な帳簿等を適正に作成し，当該施設に備え付けること。

5　衛生の管理については，食品衛生法（昭和22年法律第223号）その他関係法令の定めるところによること。

特定給食施設における栄養管理に関する指導及び支援等について（令和2年3月31日健健発第0331第2号）

第2　法第18条第1項第2号に基づく指導・助言等に係る留意事項について

1　現状分析に基づく効率的・効果的な指導・支援等の実施について

(1)　地域全体の食環境が向上するよう，管内施設全体の栄養管理状況及び地域の課題を踏まえた上で，課題解決に向けて効果的な指導計画を作成し，計画的に指導・支援等を行うこと。

(2)　管理栄養士又は栄養士の配置状況を分析し，未配置施設においても適切な栄養管理がなされるよう指導計画を作成するとともに，管理栄養士又は栄養士の配置が促進するよう助言すること。

(3)　病院・介護老人保健施設等については，地域の医療・介護等の質の向上を図る観点から，管内の医療機関等と必要なネットワークの構築に向けた調整を行い，入退院（入退所）前後の連携を促す支援も行うこと。

(4)　専門職としての高度な技能の確保に向けた取組については，職能団体の協力が得られるよう調整することとし，自治体が行う研修等と連携又は棲み分けを行い，計画的に当該地域の管理栄養士・栄養士の教育を行うこと。

(5)　事業所については，利用者に応じた食事の提供とともに，特定健診・特定保健指導等の実施もあわせ，利用者の身体状況の改善が図られるよう，指導・支援等を行うこと。

(6)　特定給食施設等に対して，他法令に基づく指導等を行う部署とは定期的に情報共有を行い，効果的な指導・助言のための連携体制の確保に努めること。なお，学校への指導については，教育委員会と連携して行うこと。

(7)　給食業務を委託している場合は，栄養管理の責任は施設側にあるので，委託事業者の業務の状況を定期的に確認させ，必要な指示を行わせること。

(8)　栄養改善の効果を挙げている好事例を収集し，他の特定給食施設へ情報提供するなど，効果的な実践につながる仕組みづくりに努めること。

(9)　その他の施設に対する指導・支援等に関しては，地域全体の健康増進への効果の程度を勘案し，より効率的・効果的に行うこと。

2　特定給食施設等における栄養管理の評価と指導計画の改善について

(1)　各施設の栄養管理の状況について，施設の種類別，管理栄養士・栄養士の配置の有無別等に評価を行うなど，改善が必要な課題が明確となるような分析を行うこと。

(2)　評価結果に基づき，課題解決が効率的・効果的に行われるよう，指導計画の改善を図ること。また，評価結果については，研修等の企画・立案の参考にするとともに，関係機関や関係者と共有する体制の確保に努めること。

(3)　利用者の身体状況の変化や栄養管理の状況等について評価を行い，栄養管理上の課題を抽出し，その課題から指導・支援等を重点的に行う施設の抽出を行うこと。

(4)　栄養管理上の課題抽出に当たっては，特に児童福祉施設，学校，事業所，寄宿舎等の健康増進を目的とした施設において提供される食事のエネルギー量の過不足の評価については，肥満及びやせに該当する者の割合の変

化を参考にすること。なお，提供栄養量の評価に当たっては，身体状況等の変化から給与栄養目標量の設定が適切であるかの確認を併せて行うことが重要であり，単に施設が設定した目標量と提供量が乖離していることをもって不足又は過剰と判断することは適切ではないこと。

(5) 特定給食施設等に対し，栄養管理の状況について報告を求める場合には，客観的に効果が評価できる主要な項目とすること。例えば，医学的な栄養管理を個々人に実施する施設に対し，給与栄養目標量や摂取量の平均的な数値の報告を求める必要性は乏しく，身体状況の変化等から栄養管理に課題のある可能性の高い利用者に提供される食事の内容等を優先的に確認し，評価すること。ただし，利用者の多くに栄養管理上の課題が見受けられる場合には，基本となる献立（個別対応用に展開する前の献立）に課題がある可能性が高いため，施設の状況に応じて指導・助言等を行うこと。

(6) 病院・介護老人保健施設等については，栄養管理を行うために必要な連携体制が構築され，適切に機能しているかを確認すること。

(7) 栄養管理上の課題が見られる場合には，施設長に対し，評価結果を踏まえた課題解決への取組を促すこと。また，必要に応じて，改善状況又は改善計画について報告を求めること。

3 危機管理対策について

(1) 健康危機管理対策の一環として，災害等に備え，食料備蓄の確保を促すとともに，期限前の有効活用について助言すること。

(2) 災害等発生時でも適切な食事が供給されるよう，特定給食施設が担う役割を整理し，施設内及び施設間の協力体制の整備に努めること。

別添2 特定給食施設が行う栄養管理に係る留意事項について

第2 特定給食施設が行う栄養管理について

1 身体の状況，栄養状態等の把握，食事の提供，品質管理及び評価について

(1) 利用者の性，年齢，身体の状況，食事の摂取状況，生活状況等を定期的に把握すること。なお，食事の摂取状況については，可能な限り，給食以外の食事の状況も把握するよう努めること。

(2) (1)で把握した情報に基づき給与栄養量の目標を設定し，食事の提供に関する計画を作成すること。なお，利用者間で必要な栄養量に差が大きい場合には，複数献立の提供や量の調整を行う等，各利用者に対して適切な選択肢が提供できるよう工夫すること。複数献立とする場合には，各献立に対して給与栄養量の目標を設定すること。

(3) (2)で作成した計画に基づき，食材料の調達，調理及び提供を行うこと。

(4) (3)で提供した食事の摂取状況を定期的に把握するとともに，身体状況の変化を把握するなどし，これらの総合的な評価を行い，その結果に基づき，食事計画の改善を図ること。

(5) なお，提供エネルギー量の評価には，個々人の体重，体格の変化並びに肥満及びやせに該当する者の割合の変化を参考にすること。ただし，より適切にエネルギー量の過不足を評価できる指標が他にある場合はこの限りではない。

2 提供する食事（給食）の献立について

(1) 給食の献立は，利用者の身体の状況，日常の食事の摂取量に占める給食の割合，嗜好等に配慮するとともに，料理の組合せや食品の組合せにも配慮して作成するよう努めること。

(2) 複数献立や選択食（カフェテリア方式）のように，利用者の自主性により料理の選択が行われる場合には，モデル的な料理の組合せを提示するよう努めること。

3 栄養に関する情報の提供について

(1) 利用者に対し献立表の掲示や熱量，たんぱく質，脂質，食塩等の主要栄養成分の表示を行うなど，健康や栄養に関する情報の提供を行うこと。

(2) 給食は，利用者が正しい食習慣を身に付け，より健康的な生活を送るために必要な知識を習得する良い機会であるため，各々の施設の実情に応じ利用者等に対して各種の媒体を活用することなどにより知識の普及に努めること。

4 書類の整備について

(1) 献立表など食事計画に関する書類とともに，利用者の身体状況など栄養管理の評価に必要な情報について適正に管理すること。

(2) 委託契約を交わしている場合は，委託契約の内容が確認できるよう委託契約書等を備えること。

5 衛生管理について（略）

第3 災害等の備え（略）

食品衛生法（昭和22年12月24日法律第233号）最終改正：平成30年6月15日法律第53号

第1条 この法律は，食品の安全性の確保のために公衆衛生の見地から必要な規制その他の措置を講ずることにより，飲食に起因する衛生上の危害の発生を防止し，もつて国民の健康の保護を図ることを目的とする。

第5条 販売（不特定又は多数の者に対する販売以外の授与を含む。以下同じ。）の用に供する食品又は添加物の採取，製造，加工，使用，調理，貯蔵，運搬，陳列及び授受は，清潔で衛生的に行われなければならない。

第6条　次に掲げる食品又は添加物は，これを販売し(不特定又は多数の者に授与する販売以外の場合を含む。以下同じ。)，又は販売の用に供するために，採取し，製造し，輸入し，加工し，使用し，調理し，貯蔵し，若しくは陳列してはならない。

1　腐敗し，若しくは変敗したもの又は未熟であるもの。ただし，一般に人の健康を損なうおそれがなく飲食に適すると認められているものは，この限りでない。

2　有毒な，若しくは有害な物質が含まれ，若しくは付着し，又はこれらの疑いがあるもの。ただし，人の健康を損なうおそれがない場合として厚生労働大臣が定める場合においては，この限りでない。

3　病原微生物により汚染され，又はその疑いがあり，人の健康を損なうおそれがあるもの。

4　不潔，異物の混入又は添加その他の事由により，人の健康を損なうおそれがあるもの。

大量調理施設衛生管理マニュアル

(平成9年3月24日付け衛食第85号別添) 最終改正：平成29年6月16日付け生食発0616第1号

I　趣旨

本マニュアルは，集団給食施設等における食中毒を予防するために，HACCPの概念に基づき，調理過程における重要管理事項として，

① 原材料受入れ及び下処理段階における管理を徹底すること。

② 加熱調理食品については，中心部まで十分加熱し，食中毒菌等（ウイルスを含む。以下同じ。）を死滅させること。

③ 加熱調理後の食品及び非加熱調理食品の二次汚染防止を徹底すること。

④ 食中毒菌が付着した場合に菌の増殖を防ぐため，原材料及び調理後の食品の温度管理を徹底すること。

等を示したものである。

集団給食施設等においては，衛生管理体制を確立し，これらの重要管理事項について，点検・記録を行うとともに，必要な改善措置を講じる必要がある。また，これを遵守するため，更なる衛生知識の普及啓発に努める必要がある。

なお，本マニュアルは同一メニューを1回300食以上又は1日750食以上を提供する調理施設に適用する。

II　重要管理事項

1．原材料の受入れ・下処理段階における管理

(1) 原材料については，品名，仕入元の名称及び所在地，生産者(製造又は加工者を含む。)の名称及び所在地，ロットが確認可能な情報（年月日表示又はロット番号）並びに仕入れ年月日を記録し，1年間保管すること。

(2) 原材料について納入業者が定期的に実施する微生物及び理化学検査の結果を提出させること。その結果については，保健所に相談するなどして，原材料として不適と判断した場合には，納入業者の変更等適切な措置を講じること。検査結果については，1年間保管すること。

(3) 加熱せずに喫食する食品（牛乳，発酵乳，プリン等容器包装に入れられ，かつ，殺菌された食品を除く。）については，乾物や摂取量が少ない食品も含め，製造加工業者の衛生管理の体制について保健所の監視票，食品

等事業者の自主管理記録票等により確認するとともに，製造加工業者が従事者の健康状態の確認等ノロウイルス対策を適切に行っているかを確認すること。

(4) 原材料の納入に際しては調理従事者等が必ず立ち合い，検収場で品質，鮮度，品温（納入業者が運搬の際，別添1*に従い，適切な温度管理を行っていたかどうかを含む。），異物の混入等につき，点検を行い，その結果を記録すること。

(5) 原材料の納入に際しては，缶詰，乾物，調味料等常温保存可能なものを除き，食肉類，魚介類，野菜類等の生鮮食品については1回で使い切る量を調理当日に仕入れるようにすること。

(6) 野菜及び果物を加熱せずに供する場合には，別添2に従い，流水（食品製造用水注1として用いるもの。以下同じ。）で十分洗浄し，必要に応じて次亜塩素酸ナトリウム等で殺菌注2した後，流水で十分すすぎ洗いを行うこと。特に高齢者，若齢者及び抵抗力の弱い者を対象とした食事を提供する施設で，加熱せずに供する場合（表皮を除去する場合を除く。）には，殺菌を行うこと。

注1：従前の「飲用適の水」に同じ。（「食品，添加物等の規格基準」（昭和34年厚生省告示第370号）の改正により用語のみ読み替えたもの。定義については同告示の「第1　食品　B　食品一般の製造，加工及び調理基準」を参照のこと。）

注2：次亜塩素酸ナトリウム溶液又はこれと同等の効果を有する亜塩素酸水（きのこ類を除く。），亜塩素酸ナトリウム溶液（生食用野菜に限る。），過酢酸製剤，次亜塩素酸水並びに食品添加物として使用できる有機酸溶液。これらを使用する場合，食品衛生法で規定する「食品，添加物等の規格基準」を遵守すること。

2．加熱調理食品の加熱温度管理

加熱調理食品は，別添2に従い，中心部温度計を用いるなどにより，中心部が75℃で1分間以上（二枚貝等ノロウイルス汚染のおそれのある食品の場合は85〜90℃で90秒間以上）又はこれと同等以上まで加熱されていることを確認するとともに，温度と時間の記録を行

うこと。

3. 二次汚染の防止

(1) 調理従事者等（食品の盛付け・配膳等，食品に接触する可能性のある者及び臨時職員を含む。以下同じ。）は，次に定める場合には，別添2に従い，必ず流水・石けんによる手洗いによりしっかりと2回（その他の時には丁寧に1回）手指の洗浄及び消毒を行うこと。なお，使い捨て手袋を使用する場合にも，原則として次に定める場合に交換を行うこと。

① 作業開始前及び用便後

② 汚染作業区域から非汚染作業区域に移動する場合

③ 食品に直接触れる作業にあたる直前

④ 生の食肉類，魚介類，卵殻等微生物の汚染源となるおそれのある食品等に触れた後，他の食品や器具等に触れる場合

⑤ 配膳の前

(2) 原材料は，隔壁等で他の場所から区分された専用の保管場に保管設備を設け，食肉類，魚介類，野菜類等，食材の分類ごとに区分して保管すること。

この場合，専用の衛生的なふた付き容器に入れ替えるなどにより，原材料の包装の汚染を保管設備に持ち込まないようにするとともに，原材料の相互汚染を防ぐこと。

(3) 下処理は汚染作業区域で確実に行い，非汚染作業区域を汚染しないようにすること。

(4) 包丁，まな板などの器具，容器等は用途別及び食品別（下処理用にあっては，魚介類用，食肉類用，野菜類用の別，調理用にあっては，加熱調理済み食品用，生食野菜用，生食魚介類用の別）にそれぞれ専用のものを用意し，混同しないようにして使用すること。

(5) 器具，容器等の使用後は，別添2に従い，全面を流水で洗浄し，さらに80℃，5分間以上の加熱又はこれと同等の効果を有する方法[注3]で十分殺菌した後，乾燥させ，清潔な保管庫を用いるなどして衛生的に保管すること。

なお，調理場内における器具，容器等の使用後の洗浄・殺菌は，原則として全ての食品が調理場から搬出された後に行うこと。

また，器具，容器等の使用中も必要に応じ，同様の方法で熱湯殺菌を行うなど，衛生的に使用すること。この場合，洗浄水等が飛散しないように行うこと。なお，原材料用に使用した器具，容器等をそのまま調理後の食品用に使用するようなことは，けっして行わないこと。

(6) まな板，ざる，木製の器具は汚染が残存する可能性が高いので，特に十分な殺菌[注4]に留意すること。なお，木製の器具は極力使用を控えることが望ましい。

(7) フードカッター，野菜切り機等の調理機械は，最低1日1回以上，分解して洗浄・殺菌[注5]した後，乾燥させること。

(8) シンクは原則として用途別に相互汚染しないように設置すること。特に，加熱調理用食材，非加熱調理用食材，器具の洗浄等に用いるシンクを必ず別に設置すること。また，二次汚染を防止するため，洗浄・殺菌[注5]し，清潔に保つこと。

(9) 食品並びに移動性の器具及び容器の取り扱いは，床面からの跳ね水等による汚染を防止するため，床面から60cm以上の場所で行うこと。ただし，跳ね水等からの直接汚染が防止できる食缶等で食品を取り扱う場合には，30cm以上の台にのせて行うこと。

(10) 加熱調理後の食品の冷却，非加熱調理食品の下処理後における調理場等での一時保管等は，他からの二次汚染を防止するため，清潔な場所で行うこと。

(11) 調理終了後の食品は衛生的な容器にふたをして保存し，他からの二次汚染を防止すること。

(12) 使用水は食品製造用水を用いること。また，使用水は，色，濁り，におい，異物のほか，貯水槽を設置している場合や井戸水等を殺菌・ろ過して使用する場合には，遊離残留塩素が0.1mg/L以上であることを始業前及び調理作業終了後に毎日検査し，記録すること。

注3：塩素系消毒剤（次亜塩素酸ナトリウム，亜塩素酸水，次亜塩素酸水等）やエタノール系消毒剤には，ノロウイルスに対する不活化効果を期待できるものがある。使用する場合，濃度・方法等，製品の指示を守って使用すること。浸漬により使用することが望ましいが，浸漬が困難な場合にあっては，不織布等に十分浸み込ませて清拭すること。

(参考文献)「平成27年度ノロウイルスの不活化条件に関する調査報告書」(http://www.mhlw.go.jp/file/06-Seisakujouhou-11130500-Shokuhinanzenbu/0000125854.pdf)

注4：大型のまな板やざる等，十分な洗浄が困難な器具については，亜塩素酸水又は次亜塩素酸ナトリウム等の塩素系消毒剤に浸漬するなどして消毒を行うこと。

注5：80℃で5分間以上の加熱又はこれと同等の効果を有する方法（注3参照）。

4. 原材料及び調理済み食品の温度管理

(1) 原材料は，別添1[*]に従い，戸棚，冷凍又は冷蔵設備に適切な温度で保存すること。

また，原材料搬入時の時刻，室温及び冷凍又は冷蔵設備内温度を記録すること。

(2) 冷凍又は冷蔵設備から出した原材料は，速やかに下処理，調理を行うこと。非加熱で供される食品については，下処理後速やかに調理に移行すること。

(3) 調理後直ちに提供される食品以外の食品は，食中毒菌の増殖を抑制するために，10℃以下又は65℃以上で管理することが必要である。（別添3[**]参照）

① 加熱調理後，食品を冷却する場合には，食中毒菌の

発育至適温度帯（約20℃〜50℃）の時間を可能な限り短くするため，冷却機を用いたり，清潔な場所で衛生的な容器に小分けするなどして，30分以内に中心温度を20℃付近（又は60分以内に中心温度を10℃付近）まで下げるよう工夫すること。

この場合，冷却開始時刻，冷却終了時刻を記録すること。

② 調理が終了した食品は速やかに提供できるよう工夫すること。

調理終了後30分以内に提供できるものについては，調理終了時刻を記録すること。また，調理終了後提供まで30分以上を要する場合は次のア及びイによること。

ア 温かい状態で提供される食品については，調理終了後速やかに保温食缶等に移し保存すること。この場合，食缶等へ移し替えた時刻を記録すること。

イ その他の食品については，調理終了後提供まで10℃以下で保存すること。

この場合，保冷設備への搬入時刻，保冷設備内温度及び保冷設備からの搬出時刻を記録すること。

③ 配送過程においては保冷又は保温設備のある運搬車を用いるなど，10℃以下又は65℃以上の適切な温度管理を行い配送し，配送時刻の記録を行うこと。

また，65℃以上で提供される食品以外の食品については，保冷設備への搬入時刻及び保冷設備内温度の記録を行うこと。

④ 共同調理施設等で調理された食品を受け入れ，提供する施設においても，温かい状態で提供される食品以外の食品であって，提供まで30分以上を要する場合は提供まで10℃以下で保存すること。

この場合，保冷設備への搬入時刻，保冷設備内温度及び保冷設備からの搬出時刻を記録すること。

(4) 調理後の食品は，調理終了後から2時間以内に喫食することが望ましい。

5．その他

(1) 施設設備の構造

① 隔壁等により，汚水溜，動物飼育場，廃棄物集積場等不潔な場所から完全に区別されていること。

② 施設の出入口及び窓は極力閉めておくとともに，外部に開放される部分には網戸，エアカーテン，自動ドア等を設置し，ねずみや昆虫の侵入を防止すること。

③ 食品の各調理過程ごとに，汚染作業区域（検収場，原材料の保管場，下処理場），非汚染作業区域（さらに準清潔作業区域（調理場）と清潔作業区域（放冷・調製場，製品の保管場）に区分される。）を明確に区別すること。なお，各区域を固定し，それぞれを壁で区画する，床面を色別する，境界にテープをはる等により明確に区画することが望ましい。

④ 手洗い設備，履き物の消毒設備（履き物の交換が困難な場合に限る。）は，各作業区域の入り口手前に設置すること。

なお，手洗い設備は，感知式の設備等で，コック，ハンドル等を直接手で操作しない構造のものが望ましい。

⑤ 器具，容器等は，作業動線を考慮し，予め適切な場所に適切な数を配置しておくこと。

⑥ 床面に水を使用する部分にあっては，適当な勾配（100分の2程度）及び排水溝（100分の2から4程度の勾配を有するもの）を設けるなど排水が容易に行える構造であること。

⑦ シンク等の排水口は排水が飛散しない構造であること。

⑧ 全ての移動性の器具，容器等を衛生的に保管するため，外部から汚染されない構造の保管設備を設けること。

⑨ 便所等

ア 便所，休憩室及び更衣室は，隔壁により食品を取り扱う場所と必ず区分されていること。なお，調理場等から3m以上離れた場所に設けられていることが望ましい。

イ 便所には，専用の手洗い設備，専用の履き物が備えられていること。また，便所は，調理従事者等専用のものが設けられていることが望ましい。

⑩ その他

施設は，ドライシステム化を積極的に図ることが望ましい。

(2) 施設設備の管理

① 施設・設備は必要に応じて補修を行い，施設の床面（排水溝を含む。），内壁のうち床面から1mまでの部分及び手指の触れる場所は1日に1回以上，施設の天井及び内壁のうち床面から1m以上の部分は1月に1回以上清掃し，必要に応じて，洗浄・消毒を行うこと。施設の清掃は全ての食品が調理場内から完全に搬出された後に行うこと。

② 施設におけるねずみ，昆虫等の発生状況を1月に1回以上巡回点検するとともに，ねずみ，昆虫の駆除を半年に1回以上（発生を確認した時にはその都度）実施し，その実施記録を1年間保管すること。また，施設及びその周囲は，維持管理を適切に行うことにより，常に良好な状態に保ち，ねずみや昆虫の繁殖場所の排除に努めること。

なお，殺そ剤又は殺虫剤を使用する場合には，食品を汚染しないようその取扱いに十分注意すること。

③ 施設は，衛生的な管理に努め，みだりに部外者を立ち入らせたり，調理作業に不必要な物品等を置いたりしないこと。

④ 原材料を配送用包装のまま非汚染作業区域に持ち込まないこと。

⑤ 施設は十分な換気を行い，高温多湿を避けること。調理場は湿度80％以下，温度は25℃以下に保つことが

望ましい。

⑥　手洗い設備には，手洗いに適当な石けん，爪ブラシ，ペーパータオル，殺菌液等を定期的に補充し，常に使用できる状態にしておくこと。

⑦　水道事業により供給される水以外の井戸水等の水を使用する場合には，公的検査機関，厚生労働大臣の登録検査機関等に依頼して，年2回以上水質検査を行うこと。検査の結果，飲用不適とされた場合は，直ちに保健所長の指示を受け，適切な措置を講じること。

なお，検査結果は1年間保管すること。

⑧　貯水槽は清潔を保持するため，専門の業者に委託して，年1回以上清掃すること。

なお，清掃した証明書は1年間保管すること。

⑨　便所については，業務開始前，業務中及び業務終了後等定期的に清掃及び消毒剤による消毒を行って衛生的に保つこと注6。

⑩　施設（客席等の飲食施設，ロビー等の共用施設を含む。）において利用者等が嘔吐した場合には，消毒剤を用いて迅速かつ適切に嘔吐物の処理を行うこと注6により，利用者及び調理従事者等へのノロウイルス感染及び施設の汚染防止に努めること。

注6：「ノロウイルスに関するQ&A」（厚生労働省）を参照のこと。

(3)　検食の保存

検食は，原材料及び調理済み食品を食品ごとに50g程度ずつ清潔な容器（ビニール袋等）に入れ，密封し，−20℃以下で2週間以上保存すること。

なお，原材料は，特に，洗浄・殺菌等を行わず，購入した状態で，調理済み食品は配膳後の状態で保存すること。

(4)　調理従事者等の衛生管理

①　調理従事者等は，便所及び風呂等における衛生的な生活環境を確保すること。

また，ノロウイルスの流行期には十分に加熱された食品を摂取する等により感染防止に努め，徹底した手洗いの励行を行うなど自らが施設や食品の汚染の原因とならないように措置するとともに，体調に留意し，健康な状態を保つように努めること。

②　調理従事者等は，毎日作業開始前に，自らの健康状態を衛生管理者に報告し，衛生管理者はその結果を記録すること。

③　調理従事者等は臨時職員も含め，定期的な健康診断及び月に1回以上の検便を受けること。検便検査注7には，腸管出血性大腸菌の検査を含めることとし，10月から3月までの間には月に1回以上又は必要に応じて注8ノロウイルスの検便検査に努めること。

④　ノロウイルスの無症状病原体保有者であることが判明した調理従事者等は，検便検査においてノロウイルスを保有していないことが確認されるまでの間，食品に直接触れる調理作業を控えるなど適切な措置をとることが望ましいこと。

⑤　調理従事者等は下痢，嘔吐，発熱などの症状があった時，手指等に化膿創があった時は調理作業に従事しないこと。

⑥　下痢又は嘔吐等の症状がある調理従事者等については，直ちに医療機関を受診し，感染性疾患の有無を確認すること。ノロウイルスを原因とする感染性疾患による症状と診断された調理従事者等は，検便検査においてノロウイルスを保有していないことが確認されるまでの間，食品に直接触れる調理作業を控えるなど適切な処置をとることが望ましいこと。

⑦　調理従事者等が着用する帽子，外衣は毎日専用で清潔なものに交換すること。

⑧　下処理場から調理場への移動の際には，外衣，履き物の交換等を行うこと。（履き物の交換が困難な場合には履き物の消毒を必ず行うこと。）

⑨　便所には，調理作業時に着用する外衣，帽子，履き物のまま入らないこと。

⑩　調理，点検に従事しない者が，やむを得ず，調理施設に立ち入る場合には，専用の清潔な帽子，外衣及び履き物を着用させ，手洗い及び手指の消毒を行わせること。

⑪　食中毒が発生した時の原因究明を確実に行うため，原則として，調理従事者等は当該施設で調理された食品を喫食しないこと。

ただし，原因究明に支障を来さないための措置が講じられている場合はこの限りでない。（試食担当者を限定すること等）

注7：ノロウイルスの検査に当たっては，遺伝子型によらず，概ね便1g当たり10^5オーダーのノロウイルスを検出できる検査法を用いることが望ましい。ただし，検査結果が陰性であっても検査感度によりノロウイルスを保有している可能性を踏まえた衛生管理が必要である。

注8：ノロウイルスの検便検査の実施に当たっては，調理従事者の健康確認の補完手段とする場合，家族等に感染性胃腸炎が疑われる有症者がいる場合，病原微生物検出情報においてノロウイルスの検出状況が増加している場合などの各食品等事業者の事情に応じ判断すること。

(5)　その他

①　加熱調理食品にトッピングする非加熱調理食品は，直接喫食する非加熱調理食品と同様の衛生管理を行い，トッピングする時期は提供までの時間が極力短くなるようにすること。

②　廃棄物（調理施設内で生じた廃棄物及び返却された残渣をいう。）の管理は，次のように行うこと。

ア　廃棄物容器は，汚臭，汚液がもれないように管理するとともに，作業終了後は速やかに清掃し，衛生上支障

のないように保持すること。

イ　返却された残渣は非汚染作業区域に持ち込まないこと。

ウ　廃棄物は，適宜集積場に搬出し，作業場に放置しないこと。

エ　廃棄物集積場は，廃棄物の搬出後清掃するなど，周囲の環境に悪影響を及ぼさないよう管理すること。

Ⅲ　衛生管理体制

1．衛生管理体制の確立

(1)　調理施設の経営者又は学校長等施設の運営管理責任者（以下「責任者」という。）は，施設の衛生管理に関する責任者（以下「衛生管理者」という。）を指名すること。

なお，共同調理施設等で調理された食品を受け入れ，提供する施設においても，衛生管理者を指名すること。

(2)　責任者は，日頃から食材の納入業者についての情報の収集に努め，品質管理の確かな業者から食材を購入すること。また，継続的に購入する場合は，配送中の保存温度の徹底を指示するほか，納入業者が定期的に行う原材料の微生物検査等の結果の提出を求めること。

(3)　責任者は，衛生管理者に別紙点検表に基づく点検作業を行わせるとともに，そのつど点検結果を報告させ，適切に点検が行われたことを確認すること。点検結果については，1年間保管すること。

(4)　責任者は，点検の結果，衛生管理者から改善不能な異常の発生の報告を受けた場合，食材の返品，メニューの一部削除，調理済み食品の回収等必要な措置を講ずること。

(5)　責任者は，点検の結果，改善に時間を要する事態が生じた場合，必要な応急処置を講じるとともに，計画的に改善を行うこと。

(6)　責任者は，衛生管理者及び調理従事者等に対して衛生管理及び食中毒防止に関する研修に参加させるなど必要な知識・技術の周知徹底を図ること。

(7)　責任者は，調理従事者等を含め職員の健康管理及び健康状態の確認を組織的・継続的に行い，調理従事者等の感染及び調理従事者等からの施設汚染の防止に努めること。

(8)　責任者は，衛生管理者に毎日作業開始前に，各調理従事者等の健康状態を確認させ，その結果を記録させること。

(9)　責任者は，調理従事者等に定期的な健康診断及び月に1回以上の検便を受けさせること。検便検査には，腸管出血性大腸菌の検査を含めることとし，10月から3月の間には月に1回以上又は必要に応じてノロウイルスの検便検査を受けさせるよう努めること。

(10)　責任者は，ノロウイルスの無症状病原体保有者であることが判明した調理従事者等を，検便検査においてノ

ロウイルスを保有していないことが確認されるまでの間，食品に直接触れる調理作業を控えさせるなど適切な措置をとることが望ましいこと。

(11)　責任者は，調理従事者等が下痢，嘔吐，発熱などの症状があった時，手指等に化膿創があった時は調理作業に従事させないこと。

(12)　責任者は，下痢又は嘔吐等の症状がある調理従事者等について，直ちに医療機関を受診させ，感染性疾患の有無を確認すること。ノロウイルスを原因とする感染性疾患による症状と診断された調理従事者等は，検便検査においてノロウイルスを保有していないことが確認されるまでの間，食品に直接触れる調理作業を控えさせるなど適切な処置をとることが望ましいこと。

(13)　責任者は，調理従事者等について，ノロウイルスにより発症した調理従事者等と一緒に感染の原因と考えられる食事を喫食するなど，同一の感染機会があった可能性がある調理従事者等について速やかにノロウイルスの検便検査を実施し，検査の結果ノロウイルスを保有していないことが確認されるまでの間，調理に直接従事することを控えさせる等の手段を講じることが望ましいこと。

(14)　献立の作成に当たっては，施設の人員等の能力に余裕を持った献立作成を行うこと。

(15)　献立ごとの調理工程表の作成に当たっては，次の事項に留意すること。

ア　調理従事者等の汚染作業区域から非汚染作業区域への移動を極力行わないようにすること。

イ　調理従事者等の1日ごとの作業の分業化を図ることが望ましいこと。

ウ　調理終了後速やかに喫食されるよう工夫すること。また，衛生管理者は調理工程表に基づき，調理従事者等と作業分担等について事前に十分な打合せを行うこと。

(16)　施設の衛生管理全般について，専門的な知識を有する者から定期的な指導，助言を受けることが望ましい。また，従事者の健康管理については，労働安全衛生法等関係法令に基づき産業医等から定期的な指導，助言を受けること。

(17)　高齢者や乳幼児が利用する施設等においては，平常時から施設長を責任者とする危機管理体制を整備し，感染拡大防止のための組織対応を文書化するとともに，具体的な対応訓練を行っておくことが望ましいこと。また，従業員あるいは利用者において下痢・嘔吐等の発生を迅速に把握するために，定常的に有症状者数を調査・監視することが望ましいこと。

（別添2）標準作業書
（手洗いマニュアル）

1．水で手をぬらし石けんをつける。

2．指，腕を洗う。特に，指の間，指先をよく洗う。（30

秒程度）

３．石けんをよく洗い流す。（20秒程度）

４．使い捨てペーパータオル等でふく。（タオル等の共用はしないこと。）

５．消毒用のアルコールをかけて手指によくすりこむ。

（本文のⅡ３(1)で定める場合には，１から３までの手順を２回実施する。）

（器具等の洗浄・殺菌マニュアル）

１．調理機械

① 機械本体・部品を分解する。なお，分解した部品は床にじか置きしないようにする。

② 食品製造用水（40℃程度の微温水が望ましい。）で３回水洗いする。

③ スポンジタワシに中性洗剤又は弱アルカリ性洗剤をつけてよく洗浄する。

④ 食品製造用水（40℃程度の微温水が望ましい。）でよく洗剤を洗い流す。

⑤ 部品は80℃で５分間以上の加熱又はこれと同等の効果を有する方法注1で殺菌を行う。

⑥ よく乾燥させる。

⑦ 機械本体・部品を組み立てる。

⑧ 作業開始前に70％アルコール噴霧又はこれと同等の効果を有する方法で殺菌を行う。

２．調理台

① 調理台周辺の片づけを行う。

② 食品製造用水（40℃程度の微温水が望ましい。）で３回水洗いする。

③ スポンジタワシに中性洗剤又は弱アルカリ性洗剤をつけてよく洗浄する。

④ 食品製造用水（40℃程度の微温水が望ましい。）でよく洗剤を洗い流す。

⑤ よく乾燥させる。

⑥ 70％アルコール噴霧又はこれと同等の効果を有する方法注1で殺菌を行う。

⑦ 作業開始前に⑥と同様の方法で殺菌を行う。

３．まな板，包丁，へら等

① 食品製造用水（40℃程度の微温水が望ましい。）で３回水洗いする。

② スポンジタワシに中性洗剤又は弱アルカリ性洗剤をつけてよく洗浄する。

③ 食品製造用水（40℃程度の微温水が望ましい。）でよく洗剤を洗い流す。

④ 80℃で５分間以上の加熱又はこれと同等の効果を有する方法注2で殺菌を行う。

⑤ よく乾燥させる。

⑥ 清潔な保管庫にて保管する。

４．ふきん，タオル等

① 食品製造用水（40℃程度の微温水が望ましい。）で

３回水洗いする。

② 中性洗剤又は弱アルカリ性洗剤をつけてよく洗浄する。

③ 食品製造用水（40℃程度の微温水が望ましい。）でよく洗剤を洗い流す。

④ 100℃で５分間以上煮沸殺菌を行う。

⑤ 清潔な場所で乾燥，保管する。

注１：塩素系消毒剤（次亜塩素酸ナトリウム，亜塩素酸水，次亜塩素酸水等）やエタノール系消毒剤には，ノロウイルスに対する不活化効果を期待できるものがある。使用する場合，濃度・方法等，製品の指示を守って使用すること。浸漬により使用することが望ましいが，浸漬が困難な場合にあっては，不織布等に十分浸み込ませて清拭すること。

（参考文献）「平成27年度ノロウイルスの不活化条件に関する調査報告書」（http://www.mhlw.go.jp/file/06-Seisakujouhou-11130500-Shokuhinanzenbu/0000125854.pdf）

注２：大型のまな板やざる等，十分な洗浄が困難な器具については，亜塩素酸水又は次亜塩素酸ナトリウム等の塩素系消毒剤に浸漬するなどして消毒を行うこと。

（原材料等の保管管理マニュアル）

１．野菜・果物注3

① 衛生害虫，異物混入，腐敗・異臭等がないか点検する。異常品は返品又は使用禁止とする。

② 各材料ごとに，50g程度ずつ清潔な容器（ビニール袋等）に密封して入れ，−20℃以下で２週間以上保存する。（検食用）

③ 専用の清潔な容器に入れ替えるなどして，10℃前後で保存する。（冷凍野菜は−15℃以下）

④ 流水で３回以上水洗いする。

⑤ 中性洗剤で洗う。

⑥ 流水で十分すすぎ洗いする。

⑦ 必要に応じて，次亜塩素酸ナトリウム等注4で殺菌注5した後，流水で十分すすぎ洗いする。

⑧ 水切りする。

⑨ 専用のまな板，包丁でカットする。

⑩ 清潔な容器に入れる。

⑪ 清潔なシートで覆い（容器がふた付きの場合を除く），調理まで30分以上を要する場合には，10℃以下で冷蔵保存する。

注３：表面の汚れが除去され，分割・細切されずに皮付きで提供されるみかん等の果物にあっては，③から⑧までを省略して差し支えない。

注４：次亜塩素酸ナトリウム溶液（200mg/Lで５分間又は100mg/Lで10分間）又はこれと同等の効果を有する亜塩素酸水（きのこ類を除く。）、亜塩素酸ナトリウム溶液（生食用野菜に限る。）、過酢酸製剤、次亜塩素酸水

並びに食品添加物として使用できる有機酸溶液。これら
を使用する場合，食品衛生法で規定する「食品，添加物
等の規格基準」を遵守すること。

注5：高齢者，若齢者及び抵抗力の弱い者を対象とした
食事を提供する施設で，加熱せずに供する場合（表皮を
除去する場合を除く。）には，殺菌を行うこと。

2．魚介類，食肉類

① 衛生害虫，異物混入，腐敗・異臭等がないか点検す
る。異常品は返品又は使用禁止とする。

② 各材料ごとに，50ｇ程度ずつ清潔な容器（ビニール
袋等）に密封して入れ，－20℃以下で2週間以上保存す
る。（検食用）

③ 専用の清潔な容器に入れ替えるなどして，食肉類に
ついては10℃以下，魚介類については5℃以下で保存
する（冷凍で保存するものは－15℃以下）。

④ 必要に応じて，次亜塩素酸ナトリウム等注6で殺菌
した後，流水で十分すすぎ洗いする。

⑤ 専用のまな板，包丁でカットする。

⑥ 速やかに調理へ移行させる。

注6：次亜塩素酸ナトリウム溶液（200mg/Lで5分間
又は100mg/Lで10分間）又はこれと同等の効果を有す
る亜塩素酸水，亜塩素酸ナトリウム溶液（魚介類を除
く。），過酢酸製剤（魚介類を除く。），次亜塩素酸水，次
亜臭素酸水（魚介類を除く。）並びに食品添加物として
使用できる有機酸溶液。これらを使用する場合，食品衛
生法で規定する「食品，添加物等の規格基準」を遵守す
ること。

（加熱調理食品の中心温度及び加熱時間の記録マニュア
ル）

1．揚げ物

① 油温が設定した温度以上になったことを確認する。

② 調理を開始した時間を記録する。

③ 調理の途中で適当な時間を見はからって食品の中心
温度を校正された温度計で3点以上測定し，全ての点に
おいて75℃以上に達していた場合には，それぞれの中
心温度を記録するとともに，その時点からさらに1分以
上加熱を続ける（二枚貝等ノロウイルス汚染のおそれの
ある食品の場合は85～90℃で90秒間以上）。

④ 最終的な加熱処理時間を記録する。

⑤ なお，複数回同一の作業を繰り返す場合には，油温
が設定した温度以上であることを確認・記録し，①～④
で設定した条件に基づき，加熱処理を行う。油温が設定
した温度以上に達していない場合には，油温を上昇させ
るため必要な措置を講ずる。

2．焼き物及び蒸し物

① 調理を開始した時間を記録する。

② 調理の途中で適当な時間を見はからって食品の中心
温度を校正された温度計で3点以上測定し，全ての点に
おいて75℃以上に達していた場合には，それぞれの中
心温度を記録するとともに，その時点からさらに1分以
上加熱を続ける（二枚貝等ノロウイルス汚染のおそれの
ある食品の場合は85～90℃で90秒間以上）。

③ 最終的な加熱処理時間を記録する。

④ なお，複数回同一の作業を繰り返す場合には，①～
③で設定した条件に基づき，加熱処理を行う。この場合，
中心温度の測定は，最も熱が通りにくいと考えられる場
所の一点のみでもよい。

3．煮物及び炒め物

調理の順序は食肉類の加熱を優先すること。食肉類，
魚介類，野菜類の冷凍品を使用する場合には，十分解凍
してから調理を行うこと。

① 調理の途中で適当な時間を見はからって，最も熱が
通りにくい具材を選び，食品の中心温度を校正された温
度計で3点以上（煮物の場合は1点以上）測定し，全て
の点において75℃以上に達していた場合には，それぞ
れの中心温度を記録するとともに，その時点からさらに
1分以上加熱を続ける（二枚貝等ノロウイルス汚染のお
それのある食品の場合は85～90℃で90秒間以上）。

なお，中心温度を測定できるような具材がない場合に
は，調理釜の中心付近の温度を3点以上（煮物の場合は
1点以上）測定する。

② 複数回同一の作業を繰り返す場合にも，同様に点検・
記録を行う。

＊（別添1）原材料，製品等の保存温度（p.61に掲載）
＊＊（別添3）調理後の食品の温度管理に係る記録の取
り方について（p.51に掲載）

学校給食法（昭和29年6月3日法律第160号）最終改正：平成27年6月24日法律第46号

（この法律の目的）

第1条　この法律は，学校給食が児童及び生徒の心身の
健全な発達に資するものであり，かつ，児童及び生徒の
食に関する正しい理解と適切な判断力を養う上で重要な
役割を果たすものであることにかんがみ，学校給食及び
学校給食を活用した食に関する指導の実施に関し必要な

事項を定め，もつて学校給食の普及充実及び学校におけ
る食育の推進を図ることを目的とする。

（学校給食の目標）

第2条　学校給食を実施するに当たつては，義務教育諸
学校における教育の目的を実現するために，次に掲げる
目標が達成されるよう努めなければならない。

1　適切な栄養の摂取による健康の保持増進を図ること。

2　日常生活における食事について正しい理解を深め，健全な食生活を営むことができる判断力を培い，及び望ましい食習慣を養うこと。

3　学校生活を豊かにし，明るい社交性及び協同の精神を養うこと。

4　食生活が自然の恩恵の上に成り立つものであることについての理解を深め，生命及び自然を尊重する精神並びに環境の保全に寄与する態度を養うこと。

5　食生活が食にかかわる人々の様々な活動に支えられていることについての理解を深め，勤労を重んずる態度を養うこと。

6　我が国や各地域の優れた伝統的な食文化についての理解を深めること。

7　食料の生産，流通及び消費について，正しい理解に導くこと。

（定義）

第3条　この法律で「学校給食」とは，前条各号に掲げる目標を達成するために，義務教育諸学校において，その児童又は生徒に対し実施される給食をいう。

2　この法律で「義務教育諸学校」とは，学校教育法（昭和22年法律第26号）に規定する小学校，中学校，義務教育学校，中等教育学校の前期課程又は特別支援学校の小学部若しくは中学部をいう。

（義務教育諸学校の設置者の任務）

第4条　義務教育諸学校の設置者は，当該義務教育諸学校において学校給食が実施されるように努めなければならない。

（国及び地方公共団体の任務）

第5条　国及び地方公共団体は，学校給食の普及と健全な発達を図るように努めなければならない。

（2以上の義務教育諸学校の学校給食の実施に必要な施設）

第6条　義務教育諸学校の設置者は，その設置する義務教育諸学校の学校給食を実施するための施設として，2以上の義務教育諸学校の学校給食の実施に必要な施設（以下「共同調理場」という。）を設けることができる。

（学校給食栄養管理者）

第7条　義務教育諸学校又は共同調理場において学校給食の栄養に関する専門的事項をつかさどる職員（第10条第3項において「学校給食栄養管理者」という。）は，教育職員免許法（昭和24年法律第147号）第4条第2項に規定する栄養教諭の免許状を有する者又は栄養士法（昭和22年法律第245号）第2条第1項の規定による栄養士の免許を有する者で学校給食の実施に必要な知識若しくは経験を有するものでなければならない。

（学校給食実施基準）

第8条　文部科学大臣は，児童又は生徒に必要な栄養量その他の学校給食の内容及び学校給食を適切に実施するために必要な事項（次条第1項に規定する事項を除く。）について維持されることが望ましい基準（次項において「学校給食実施基準」という。）を定めるものとする。

2　学校給食を実施する義務教育諸学校の設置者は，学校給食実施基準に照らして適切な学校給食の実施に努めるものとする。

（学校給食衛生管理基準）

第9条　文部科学大臣は，学校給食の実施に必要な施設及び設備の整備及び管理，調理の過程における衛生管理その他の学校給食の適切な衛生管理を図る上で必要な事項について維持されることが望ましい基準（以下この条において「学校給食衛生管理基準」という。）を定めるものとする。

2　学校給食を実施する義務教育諸学校の設置者は，学校給食衛生管理基準に照らして適切な衛生管理に努めるものとする。

3　義務教育諸学校の校長又は共同調理場の長は，学校給食衛生管理基準に照らし，衛生管理上適正を欠く事項があると認めた場合には，遅滞なく，その改善のために必要な措置を講じ，又は当該措置を講ずることができないときは，当該義務教育諸学校若しくは共同調理場の設置者に対し，その旨を申し出るものとする。

第10条　栄養教諭は，児童又は生徒が健全な食生活を自ら営むことができる知識及び態度を養うため，学校給食において摂取する食品と健康の保持増進との関連性についての指導，食に関して特別の配慮を必要とする児童又は生徒に対する個別的な指導その他の学校給食を活用した食に関する実践的な指導を行うものとする。この場合において，校長は，当該指導が効果的に行われるよう，学校給食と関連付けつつ当該義務教育諸学校における食に関する指導の全体的な計画を作成することその他の必要な措置を講ずるものとする。

2　栄養教諭が前項前段の指導を行うに当たつては，当該義務教育諸学校が所在する地域の産物を学校給食に活用することその他の創意工夫を地域の実情に応じて行い，当該地域の食文化，食に係る産業又は自然環境の恵沢に対する児童又は生徒の理解の増進を図るよう努めるものとする。

3　栄養教諭以外の学校給食栄養管理者は，栄養教諭に準じて，第1項前段の指導を行うよう努めるものとする。この場合においては，同項後段及び前項の規定を準用する。

（経費の負担）

第11条　学校給食の実施に必要な施設及び設備に要する経費並びに学校給食の運営に要する経費のうち政令で定めるものは，義務教育諸学校の設置者の負担とする。

2　前項に規定する経費以外の学校給食に要する経費

（以下「学校給食費」という。）は，学校給食を受ける児童又は生徒の学校教育法第16条，に規定する保護者の負担とする。

（国の補助）

第12条　国は，私立の義務教育諸学校の設置者に対し，政令で定めるところにより，予算の範囲内において，学校給食の開設に必要な施設又は設備に要する経費の一部を補助することができる。

2　国は，公立の小学校，中学校，義務教育学校又は中等教育学校の設置者が，学校給食を受ける児童又は生徒

の学校教育法第16条に規定する保護者（以下この項において「保護者」という。）で生活保護法（昭和25年法律第144号）第6条第2項　に規定する要保護者（その児童又は生徒について，同法第13条の規定による教育扶助で学校給食費に関するものが行われている場合の保護者である者を除く。）であるものに対して，学校給食費の全部又は一部を補助する場合には，当該設置者に対し，当分の間，政令で定めるところにより，予算の範囲内において，これに要する経費の一部を補助することができる。

学校給食法施行規則
（昭和29年9月28日文部省令第24号）最終改正：平成21年3月31日文部科学省令第10号

（学校給食の開設等の届出）

第1条　学校給食法施行令（以下「令」という。）第1条に規定する学校給食の開設の届出は，学校ごとに次の各号に掲げる事項を記載した届出書をもつてしなければならない。

一　学校給食の実施人員

二　完全給食，補食給食又はミルク給食の別（以下「学校給食の区分」という。）及び毎週の実施回数

三　学校給食の運営のための職員組織

四　学校給食の運営に要する経費及び維持の方法

五　学校給食の開設の時期

2　完全給食とは，給食内容がパン又は米飯（これらに準ずる小麦粉食品，米加工食品その他の食品を含む。），

ミルク及びおかずである給食をいう。

3　補食給食とは，完全給食以外の給食で，給食内容がミルク及びおかず等である給食をいう。

4　ミルク給食とは，給食内容がミルクのみである給食をいう。

5　第1項各号に掲げる事項を変更しようとするときは，当該変更が軽微なものである場合を除き，変更の事由及び時期を記載した書類を添えて，その旨を都道府県の教育委員会に届け出なければならない。

6　都道府県の教育委員会は，第1項及び第5項に規定する届出に関し，届出書の様式その他必要な事項を定めることができる。

学校給食実施基準（昭和29年文部省告示第90号）全条改正：平成21年3月31日文部科学省告示第61号

（学校給食の実施の対象）

第1条　学校給食（学校給食法第3条第1項に規定する「学校給食」をいう。以下同じ。）は，これを実施する学校においては，当該学校に在学するすべての児童又は生徒に対し実施されるものとする。

（学校給食の実施回数等）

第2条　学校給食は，年間を通じ，原則として毎週5回，授業日の昼食時に実施されるものとする。

（児童生徒の個別の健康状態への配慮）

第3条　学校給食の実施に当たっては，児童又は生徒の個々の健康及び生活活動等の実態並びに地域の実情等に配慮するものとする。

（学校給食に供する食物の栄養内容）

第4条　学校給食に供する食物の栄養内容の基準は，別表に掲げる児童又は生徒1人1回当たりの学校給食摂取基準とする。

公立義務教育諸学校の学級編制及び教職員定数の標準に関する法律
（昭和33年5月1日法律第116号）最終改正：令和3年3月31日法律第14号

第8条の2　栄養の指導及び管理をつかさどる主幹教諭，栄養教諭並びに学校栄養職員（以下「栄養教諭等」という。）の数は，次に定めるところにより算定した数を合計した数とする。

1　学校給食（給食内容がミルクのみである給食を除く。第13条の2において同じ。）を実施する小学校（義務教

育学校の前期課程を含む。）若しくは中学校（義務教育学校の後期課程を含む。）又は中等教育学校の前期課程で専ら当該学校又は当該課程の学校給食を実施するために必要な施設を置くもの（以下この号において「単独実施校」という。）のうち児童又は生徒の数が550人以上のもの（次号において「550人以上単独実施校」という。）

の数の合計数に1を乗じて得た数と単独実施校のうち児童又は生徒の数が54人以下のもの（以下この号及び次号において「549人以下単独実施校」という。）の数の合計数から同号に該当する市町村の設置する549人以下単独実施校の数の合計数を減じて得た数に4分の1を乗じて得た数との合計数

2　550人以上単独実施校又は共同調理場（学校給食法第6条に規定する施設をいう。以下同じ。）を設置する市町村以外の市町村で当該市町村の設置する549人以下単独実施校の数の合計数が1以上3以下の市町村の数に1を乗じて得た数

3　次の表の上欄に掲げる共同調理場に係る小学校，中学校及び義務教育学校並びに中等教育学校の前期課程の児童及び生徒（給食内容がミルクのみである給食を受ける者を除く。以下この号において同じ。）の数の区分ごとの共同調理場の数に当該区分に応ずる同表の下欄に掲げる数を乗じて得た数の合計数

共同調理場に係る小学校，中学校及び義務教育学校並びに中等教育学校の前期課程の児童及び生徒の数	乗ずる数
1,500人以下	1
1,501人から6,000人まで	2
6,001人以上	3

医療法（昭和23年7月30日法律第205号）最終改正：令和元年12月11日法律第71号

第1条の5　この法律において，「病院」とは，医師又は歯科医師が，公衆又は特定多数人のため医業又は歯科医業を行う場所であつて，20人以上の患者を入院させるための施設を有するものをいう。病院は，傷病者が，科学的でかつ適正な診療を受けることができる便宜を与えることを主たる目的として組織され，かつ，運営されるものでなければならない。

第1条の6　この法律において，「介護老人保健施設」とは，介護保険法（平成9年法律第123号）の規定による介護老人保健施設をいう。

2　この法律において，「介護医療院」とは，介護保険法の規定による介護医療院をいう。

第21条　病院は，厚生労働省令（中略，都道府県の条例）の定めるところにより，次に掲げる人員及び施設を有し，かつ，記録を備えて置かなければならない。

1　当該病院の有する病床の種別に応じ，厚生労働省令で定める員数の医師及び歯科医師のほか，都道府県の条例で定める員数の看護師その他の従業者
2　各科専門の診察室
3　手術室
4　処置室
5　臨床検査施設
6　エックス線装置
7　調剤所
8　給食施設
9　診療に関する諸記録
10　診療科名中に産婦人科又は産科を有する病院にあつては，分べん室及び新生児の入浴施設
11　療養病床を有する病院にあつては，機能訓練室
12　その他都道府県の条例で定める施設

医療法施行規則（昭和23年11月5日厚生省令第50号）最終改正：令和2年8月31日厚生労働省令第155号

第9条の10　法第15条の3第2項の規定による病院における患者，妊婦，産婦又はじよく婦の食事の提供（以下「患者等給食」という。）の業務を適正に行う能力のある者の基準は，次のとおりとする。

1　調理業務を受託する場合にあつては，受託業務の責任者として，患者等給食の業務に関し，相当の知識及び経験を有する者が受託業務を行う場所に置かれていること。

2　調理業務を受託する場合にあつては，受託業務の指導及び助言を行う者として，次のいずれかの者を有すること。
イ　病院の管理者の経験を有する医師
ロ　病院の給食部門の責任者の経験を有する医師
ハ　臨床栄養に関する学識経験を有する医師
ニ　病院における患者等給食の業務に5年以上の経験を有する管理栄養士

3　調理業務を受託する場合にあつては，栄養士（献立表の作成業務を受託する場合にあつては，治療食（治療又は健康の回復のための食事をいう。）に関する知識及び技能を有する栄養士とする。）が受託業務を行う場所に置かれていること。

4　従事者として，受託業務を行うために必要な知識及び技能を有する者を有すること。

5　調理業務を受託する場合にあつては，前号の従事者（調理業務に従事する者に限る。）が受託業務を行う場所に置かれていること。

6　病院の外部で食器の洗浄業務を行う場合にあつては，食器の消毒設備を有すること。

7　病院の外部で調理業務又は食器の洗浄業務を行う場合にあつては，運搬手段について衛生上適切な措置がな

されていること。

8　次に掲げる事項を記載した標準作業書を常備し，従事者に周知していること。

イ　適時適温の給食の実施方法

ロ　食器の処理方法

ハ　受託業務を行う施設内の清潔保持の方法

9　次に掲げる事項を記載した業務案内書を常備していること。

イ　人員の配置

ロ　適時適温の給食の実施方法及び患者がメニューを選択できる食事を提供することの可否

ハ　業務の管理体制

10　受託業務を継続的かつ安定的に遂行できる能力を有すること。

11　病院が掲げる給食に係る目標について，具体的な改善計画を策定できること。

12　従事者に対して，適切な健康管理を実施していること。

13　従事者に対して，適切な研修を実施していること。

第19条　1項（略）

2　法第21条第3項の厚生労働省令で定める基準（病院の従業者及びその員数に係るものに限る。次項において同じ。）であつて，都道府県が条例を定めるに当たつて従うべきものは，次のとおりとする。

1～3　（略）

4　栄養士　病床数100以上の病院にあつては，1

第20条　法第21条第1項第2号から第6号まで，第8号，第9号及び第11号の規定による施設及び記録は，次の各号による。

1～7　（略）

8　給食施設は入院患者のすべてに給食することのできる施設とし，調理室の床は耐水材料をもつて洗浄及び排水又は清掃に便利な構造とし，食器の消毒設備を設けなければならない。

9　前号の規定にかかわらず，給食施設は，法第15条の3第2項の規定により調理業務又は洗浄業務を委託する場合にあつては，当該業務に係る設備を設けないことができる。

入院時食事療養費に係る食事療養及び入院時生活療養費に係る生活療養の実施上の留意事項について（令和2年3月5日保医発0305第14号

1　一般的事項

⑴　食事は医療の一環として提供されるべきものであり，それぞれ患者の病状に応じて必要とする栄養量が与えられ，食事の質の向上と患者サービスの改善をめざして行われるべきものである。

　また，生活療養の温度，照明及び給水に関する療養環境は医療の一環として形成されるべきものであり，それぞれの患者の病状に応じて適切に行われるべきものである。

⑵　食事の提供に関する業務は保険医療機関自らが行うことが望ましいが，保険医療機関の管理者が業務遂行上必要な注意を果たし得るような体制と契約内容により，食事療養の質が確保される場合には，保険医療機関の最終的責任の下で第三者に委託することができる。なお，業務の委託にあたっては，医療法（昭和23年法律第205号）及び医療法施行規則（昭和23年厚生省令第50号）の規定によること。食事提供業務の第三者への一部委託については「医療法の一部を改正する法律の一部の施行について」（平成5年2月15日健政発第98号厚生省健康政策局長通知）の第3及び「病院診療所等の業務委託について」（平成5年2月15日指第14号厚生省健康政策局指導課長通知）に基づき行うこと。

⑶　患者への食事提供については病棟関連部門と食事療養部門との連絡が十分とられていることが必要である。

⑷　入院患者の栄養補給量は，本来，性，年齢，体位，身体活動レベル，病状等によって個々に適正量が算定されるべき性質のものである。従って，一般食を提供している患者の栄養補給量についても，患者個々に算定された医師の食事箋による栄養補給量又は栄養管理計画に基づく栄養補給量を用いることを原則とするが，これらによらない場合には，次により算定するものとする。なお，医師の食事箋とは，医師の署名捺印がされたものを原則とするが，オーダリングシステム等により，医師本人の指示によるものであることが確認できるものについても認めるものとする。

ア　一般食患者の推定エネルギー必要量及び栄養素（脂質，たんぱく質，ビタミンA，ビタミンB$_1$，ビタミンB$_2$，ビタミンC，カルシウム，鉄，ナトリウム（食塩）及び食物繊維）の食事摂取基準については，健康増進法（平成14年法律第103号）第16条の2に基づき定められた食事摂取基準の数値を適切に用いるものとすること。

　なお，患者の体位，病状，身体活動レベル等を考慮すること。

　また，推定エネルギー必要量は治療方針にそって身体活動レベルや体重の増減等を考慮して適宜増減することが望ましいこと。

イ　アに示した食事摂取基準についてはあくまでも献立作成の目安であるが，食事の提供に際しては，病状，身体活動レベル，アレルギー等個々の患者の特性について十分考慮すること。

⑸　調理方法，味付け，盛り付け，配膳等について患者の嗜好を配慮した食事が提供されており，嗜好品以外の飲食物の摂取（補食）は原則として認められないこと。

なお，果物類，菓子類等病状に影響しない程度の嗜好品を適当量摂取することは差し支えないこと。

⑹　当該保険医療機関における療養の実態，当該地域における日常の生活サイクル，患者の希望等を総合的に勘案し，適切な時刻に食事提供が行われていること。

⑺　適切な温度の食事が提供されていること。

⑻　食事療養に伴う衛生は，医療法及び医療法施行規則の基準並びに食品衛生法（昭和22年法律第233号）に定める基準以上のものであること。

なお，食事の提供に使用する食器等の消毒も適正に行われていること。

⑼　食事療養の内容については，当該保険医療機関の医師を含む会議において検討が加えられていること。

⑽　入院時食事療養及び入院時生活療養の食事の提供たる療養は1食単位で評価するものであることから，食事提供数は，入院患者ごとに実際に提供された食数を記録していること。

⑾　患者から食事療養標準負担額又は生活療養標準負担額（入院時生活療養の食事の提供たる療養に係るものに限る。以下同じ。）を超える費用を徴収する場合は，あらかじめ食事の内容及び特別の料金が患者に説明され，患者の同意を得て行っていること。

⑿　実際に患者に食事を提供した場合に1食単位で，1日につき3食を限度として算定するものであること。

⒀　1日の必要量を数回に分けて提供した場合は，提供された回数に相当する食数として算定して差し支えないこと（ただし，食事時間外に提供されたおやつを除き，1日に3食を限度とする。）

2　入院時食事療養又は入院時生活療養

⑴　入院時食事療養（Ⅰ）又は入院時生活療養（Ⅰ）の届出を行っている保険医療機関においては，下記の点に留意する。

①　医師，管理栄養士又は栄養士による検食が毎食行われ，その所見が検食簿に記入されている。

②　普通食（常食）患者年齢構成表及び給与栄養目標量については，必要に応じて見直しを行っていること。

③　食事の提供に当たっては，喫食調査等を踏まえて，また必要に応じて食事箋，献立表，患者入退院簿及び食料品消費日計表等の食事療養関係帳簿を使用して食事の質の向上に努めること。

④　患者の病状等により，特別食を必要とする患者については，医師の発行する食事箋に基づき，適切な特別食が提供されていること。

⑤　適時の食事の提供に関しては，実際に病棟で患者に夕食が配膳される時間が，原則として午後6時以降とす

る。ただし，当該保険医療機関の施設構造上，厨房から病棟への配膳に時間を要する場合には，午後6時を中心として各病棟で若干のばらつきを生じることはやむを得ない。この場合においても，最初に病棟において患者に夕食が配膳される時間は午後5時30分より後である必要がある。

⑥　保温食器等を用いた適温の食事の提供については，中央配膳に限らず，病棟において盛り付けを行っている場合であっても差し支えない。

⑦　医師の指示の下，医療の一環として，患者に十分な栄養指導を行うこと。

⑵　「流動食のみを経管栄養法により提供したとき」とは，当該食事療養又は当該食事の提供たる療養として食事の大半を経管栄養法による流動食（市販されているものに限る。以下この項において同じ。）により提供した場合を指すものであり，栄養管理が概ね経管栄養法による流動食によって行われている患者に対し，流動食とは別に又は流動食と混合して，少量の食品又は飲料を提供した場合（経口摂取か経管栄養の別を問わない。）を含むものである。

3　特別食加算

⑴　特別食加算は，入院時食事療養（Ⅰ）又は入院時生活療養（Ⅰ）の届出を行った保険医療機関において，患者の病状等に対応して医師の発行する食事箋に基づき，「入院時食事療養及び入院時生活療養の食事の提供たる療養の基準等」（平成6年厚生省告示第238号）の第2号に示された特別食が提供された場合に，1食単位で1日3食を限度として算定する。ただし，流動食（市販されているものに限る。）のみを経管栄養法により提供したときは，算定しない。なお，当該加算を行う場合は，特別食の献立表が作成されている必要がある。

⑵　加算の対象となる特別食は，疾病治療の直接手段として，医師の発行する食事箋に基づいて提供される患者の年齢，病状等に対応した栄養量及び内容を有する治療食，無菌食及び特別な場合の検査食をいうものであり，治療乳を除く乳児の人工栄養のための調乳，離乳食，幼児食等並びに治療食のうちで単なる流動食及び軟食は除かれる。

⑶　治療食とは，腎臓食，肝臓食，糖尿食，胃潰瘍食，貧血食，膵臓食，脂質異常症食，痛風食，てんかん食，フェニールケトン尿症食，楓糖尿症食，ホモシスチン尿症食，ガラクトース血症食及び治療乳をいうが，胃潰瘍食については流動食を除くものである。また治療乳とは，いわゆる乳児栄養障害（離乳を終らない者の栄養障害）に対する直接調製する治療乳をいい，治療乳既製品（プレミルク等）を用いる場合及び添加含水炭素の選定使用等は含まない。

ここでは努めて一般的な名称を用いたが，各医療機関

での呼称が異なっていてもその実質内容が告示したものと同等である場合は加算の対象となる。ただし，混乱を避けるため，できる限り告示の名称を用いることが望ましい。

(4)　心臓疾患，妊娠高血圧症候群等に対して減塩食療法を行う場合は，腎臓食に準じて取り扱うことができるものである。なお，高血圧症に対して減塩食療法を行う場合は，このような取り扱いは認められない。

(5)　腎臓食に準じて取り扱うことができる心臓疾患等の減塩食については，食塩相当量が総量（1日量）6g未満の減塩食をいう。ただし，妊娠高血圧症候群の減塩食の場合は，日本高血圧学会，日本妊娠高血圧学会等の基準に準じていること。

(6)　肝臓食とは，肝庇護食，肝炎食，肝硬変食，閉鎖性黄疸食（胆石症及び胆嚢炎による閉鎖性黄疸の場合も含む。）等をいう。

(7)　十二指腸潰瘍の場合も胃潰瘍食として取り扱って差し支えない。手術前後に与える高カロリー食は加算の対象としないが，侵襲の大きな消化管手術の術後において胃潰瘍食に準ずる食事を提供する場合は，特別食の加算が認められる。また，クローン病，潰瘍性大腸炎等により腸管の機能が低下している患者に対する低残渣食については，特別食として取り扱って差し支えない。

(8)　高度肥満症（肥満度が＋70％以上又はBMIが35以上）に対して食事療法を行う場合は，脂質異常症食に準じて取り扱うことができる。

(9)　特別な場合の検査食とは，潜血食をいう。

(10)　大腸X線検査・大腸内視鏡検査のために特に残渣の少ない調理済食品を使用した場合は，「特別な場合の検査食」として取り扱って差し支えない。ただし，外来患者に提供した場合は，保険給付の対象外である。

(11)　てんかん食とは，難治性てんかん（外傷性のものを含む。）の患者に対し，グルコースに代わりケトン体を熱量源として供給することを目的に炭水化物量の制限及び脂質量の増加が厳格に行われた治療食をいう。ただし，グルコーストランスポーター1欠損症又はミトコンドリア脳筋症の患者に対し，治療食として当該食事を提供した場合は，「てんかん食」として取り扱って差し支えない。

(12)　特別食として提供される脂質異常症食の対象となる患者は，空腹時定常状態におけるLDL－コレステロール値が140mg/dL以上である者又はHDL－コレステロール値が40mg/dL未満である者若しくは中性脂肪種が150mg/dL以上である者である。

(13)　特別食として提供される貧血食の対象となる患者は，血中ヘモグロビン濃度が10g/dL以下であり，その原因が鉄分の欠乏に由来する患者である。

(14)　特別食として提供される無菌食の対象となる患者は，無菌治療室管理加算を算定している患者である。

(15)　経管栄養であっても，特別食加算の対象となる食事として提供される場合は，当該特別食に準じて算定することができる。

(16)　薬物療法や食事療法等により，血液検査等の数値が改善された場合でも，医師が疾病治療の直接手段として特別食に係る食事箋の発行の必要性を認めなくなるまで算定することができる。

4　食堂加算

(1)　食堂加算は，入院時食事療養（Ⅰ）又は入院時生活療養（Ⅰ）の届出を行っている保険医療機関であって，(2)の要件を満たす食堂を備えている病棟又は診療所に入院している患者（療養病棟に入院している患者を除く。）について，食事の提供が行われた時に1日につき，病棟又は診療所単位で算定する。

(2)　他の病棟に入院する患者との共用，談話室等との兼用は差し支えない。ただし，当該加算の算定に該当する食堂の床面積は，内法で当該食堂を利用する病棟又は診療所に係る病床1床当たり0.5平方メートル以上とする。

(3)　診療所療養病床療養環境加算1，精神療養病棟入院料等の食堂の設置が要件の1つとなっている点数を算定している場合は，食堂加算をあわせて算定することはできない。

(4)　食堂加算を算定する病棟を有する保険医療機関は，当該病棟に入院している患者のうち，食堂における食事が可能な患者については，食堂において食事を提供するように努めること。

5　鼻腔栄養との関係

(1)　患者が経口摂取不能のために鼻腔栄養を行った場合は下記のとおり算定する。

ア　薬価基準に収載されている高カロリー薬を経鼻経管的に投与した場合は，診療報酬の算定方法（平成20年厚生労働省告示第59号）医科診療報酬点数表区分番号「J120」鼻腔栄養の手技料及び薬剤料を算定し，食事療養に係る費用又は生活療養の食事の提供たる療養に係る費用及び投薬料は別に算定しない。

イ　薬価基準に収載されていない流動食を提供した場合は，区分番号「J120」鼻腔栄養の手技料及び食事療養に係る費用又は生活療養の食事の提供たる療養に係る費用を算定する。

　イの場合において，流動食（市販されているものを除く。）が特別食の算定要件を満たしているときは特別食の加算を算定して差し支えない。薬価基準に収載されている高カロリー薬及び薬価基準に収載されていない流動食を併せて投与及び提供した場合は，ア又はイのいずれかのみにより算定する。

(2)　食道癌を手術した後，胃瘻より流動食を点滴注入した場合は，鼻腔栄養に準じて取り扱う。

6　特別料金の支払を受けることによる食事の提供

入院患者に提供される食事に関して多様なニーズがあることに対応して，患者から特別の料金の支払を受ける特別メニューの食事（以下「特別メニューの食事」という。）を別に用意し，提供した場合は，下記の要件を満たした場合に妥当な範囲内の患者の負担は差し支えない。

(1) 特別メニューの食事の提供に際しては，患者への十分な情報提供を行い，患者の自由な選択と同意に基づいて行われる必要があり，患者の意に反して特別メニューの食事が提供されることのないようにしなければならないものであり，患者の同意がない場合は食事療養標準負担額及び生活療養標準負担額の支払を受けることによる食事（以下「標準食」という。）を提供しなければならない。また，あらかじめ提示した金額以上に患者から徴収してはならない。なお，同意書による同意の確認を行う場合の様式は，各医療機関で定めたもので差し支えない。

(2) 患者の選択に資するために，各病棟内等の見やすい場所に特別メニューの食事のメニュー及び料金を掲示するとともに，文書を交付し，わかりやすく説明するなど，患者が自己の選択に基づき特定の日にあらかじめ特別のメニューの食事を選択できるようにする。

(3) 特別メニューの食事は，通常の入院時食事療養又は入院時生活療養の食事の提供たる療養の費用では提供が困難な高価な材料を使用し特別な調理を行う場合や標準食の材料と同程度の価格であるが，異なる材料を用いるため別途費用が掛かる場合などであって，その内容が入院時食事療養又は入院時生活療養の食事の提供たる療養の費用の額を超える特別の料金の支払を受けるのにふさわしいものでなければならない。また，特別メニューの食事を提供する場合は，当該患者の療養上支障がないことについて，当該患者の診療を担う保険医の確認を得る必要がある。なお，複数メニューの選択については，あらかじめ決められた基本となるメニューと患者の選択により代替可能なメニューのうち，患者が後者を選択した場合に限り，基本メニュー以外のメニューを準備するためにかかる追加的な費用として，1食あたり17円を標準として社会的に妥当な額の支払を受けることができること。この場合においても，入院時食事療養又は入院時生活療養の食事の提供たる療養に当たる部分については，入院時食事療養費及び入院時生活療養費が支給されること。

(4) 当該保険医療機関は，特別メニューの食事を提供することにより，それ以外の食事の内容及び質を損なうことがないように配慮する。

(5) 栄養補給量については，当該保険医療機関においては，患者ごとに栄養記録を作成し，医師との連携の下に管理栄養士又は栄養士により個別的な医学的・栄養学的管理が行われることが望ましい。また，食堂の設置，食器への配慮等食事の提供を行う環境の整備についてもあ

わせて配慮がなされていることが望ましい。

(6) 特別メニューの食事の提供を行っている保険医療機関は，毎年7月1日現在で，その内容及び料金などを入院時食事療養及び入院時生活療養に関する報告とあわせて地方厚生（支）局長に報告する。

7 掲示

特別のメニューの食事を提供している保険医療機関は，各々次に掲げる事項を病棟内等の患者に見えやすい場所に掲示するものとする。

(1) 当該保険医療機関においては毎日，又は予め定められた日に，予め患者に提示したメニューから，患者の自己負担により特別メニューの食事を患者の希望により選択できること。

(2) 特別メニューの食事の内容及び特別料金

具体的には，例えば1週間分の食事のメニューの一覧表（複数メニューを含む特別のメニューの食事については，基本メニューと区分して，特別料金を示したもの等）。あわせて，文書等を交付しわかりやすく説明すること。

8 その他

(1) 一般病床と療養病床を有する保険医療機関において，一般病床から療養病床に転床した日は，療養病棟入院基本料等を算定し，生活療養を受けることとなることから，転床前の食事も含め，全ての食事について入院時生活療養費（食事の提供たる療養に係るもの）が支給され，食事の提供たる療養に係る生活療養標準負担額（患者負担額）を徴収する。一方，療養病床から一般病床に転床した日は，転床前の食事も含め，全ての食事について入院時食事療養費が支給され，食事療養標準負担額（患者負担額）を徴収する。

(2) 医療療養病床と介護療養病床を有する保険医療機関において，介護療養病床から医療療養病床へ転床し生活療養を受ける場合においては，転床した日の転床後の食事は，医療保険における入院時生活療養費（食事の提供たる療養に係るもの）が支給され，食事の提供たる療養に係る生活療養標準負担額（患者負担額）を徴収する。一方，医療療養病床から介護療養病床へ転床した場合には，転床した日の転床前の食事は，医療保険における入院時生活療養費（食事の提供たる療養に係るもの）が支給され，食事の提供たる療養に係る生活療養標準負担額（患者負担額）を徴収する。

(3) 転床した場合の入院時生活療養に係る生活療養（温度，照明及び給水に関する適切な療養環境の提供たる療養に係るもの）の支給は次のとおりとする。

ア 一般病床から療養病床へ転床した日は，療養病棟入院基本料等を算定することとなることから，入院時生活療養に係る生活療養（温度，照明及び給水に関する適切な療養環境の提供たる療養に係るもの）が支給され，温度，照明及び給水に関する適切な療養環境の提供たる療

養に係る生活療養標準負担額（患者負担額）を徴収する。

イ　療養病床から一般病床へ転床した日は，一般病棟入院基本料等を算定することとなることから，入院時生活療養に係る生活療養（温度，照明及び給水に関する適切な療養環境の提供たる療養に係るもの）は支給されず，温度，照明及び給水に関する適切な療養環境の提供たる療養に係る生活療養標準負担額（患者負担額）は徴収しない。

ウ　医療療養病床から介護療養病床へ転床した日又は介護療養病床から医療療養病床へ転床した日は，療養病棟入院基本料等を算定することとなることから，入院時生活療養に係る生活療養（温度，照明及び給水に関する適切な療養環境の提供たる療養に係るもの）が支給され，温度，照明及び給水に関する適切な療養環境の提供たる療養に係る生活療養標準負担額（患者負担額）を徴収する。

児童福祉施設の設備及び運営に関する基準
（昭和 23 年 12 月 29 日厚生省令第 63 号）最終改正：令和 2 年 3 月 27 日厚生労働省令第 49 号

（食事）

第 11 条　児童福祉施設（助産施設を除く。以下この項において同じ。）において，入所している者に食事を提供するときは，当該児童福祉施設内で調理する方法（第 8 条の規定により，当該児童福祉施設の調理室を兼ねている他の社会福祉施設の調理室において調理する方法を含む。）により行わなければならない。

2　児童福祉施設において，入所している者に食事を提供するときは，その献立は，できる限り，変化に富み，入所している者の健全な発育に必要な栄養量を含有する

ものでなければならない。

3　食事は，前項の規定によるほか，食品の種類及び調理方法について栄養並びに入所している者の身体的状況及び嗜好を考慮したものでなければならない。

4　調理は，あらかじめ作成された献立に従つて行わなければならない。ただし，少数の児童を対象として家庭的な環境の下で調理するときは，この限りでない。

5　児童福祉施設は，児童の健康な生活の基本としての食を営む力の育成に努めなければならない。

保育所における調理業務の委託について（平成 10 年 2 月 18 日児発第 86 号）

1　調理業務の委託についての基本的な考え方

保育所における給食については，児童の発育段階や健康状態に応じた離乳食・幼児食やアレルギー・アトピー等への配慮など，安全・衛生面及び栄養面等での質の確保が図られるべきものであり，調理業務について保育所が責任をもって行えるよう施設の職員により行われることが原則であり，望ましいこと。しかしながら，施設の管理者が業務上必要な注意を果たし得るような体制及び契約内容により，施設職員による調理と同様な給食の質が確保される場合には，入所児童の処遇の確保につながるよう十分配慮しつつ，当該業務を第三者に委託することは差し支えないものであること。

2　調理室について

施設内の調理室を使用して調理させること。したがって，施設外で調理し搬入する方法は認められないものであること。

3　栄養面での配慮について

調理業務の委託を行う施設にあっては，保育所や保健所・市町村等の栄養士により献立等について栄養面での指導を受けられるような体制にあるなど栄養士による必要な配慮がなされていること。したがって，こうした体制がとられていない施設にあっては，調理業務の委託を行うことはできないものであること。

4　（略）

5　受託業者について

受託業者は次に掲げる事項のすべてを満たすものであること。

ア　保育所における給食の趣旨を十分認識し，適正な給食材料を使用するとともに所要の栄養量が確保される調理を行うものであること。

イ　調理業務の運営実績や組織形態からみて，当該受託業務を継続的かつ安定的に遂行できる能力を有すると認められるものであること。

ウ　受託業務に関し，専門的な立場から必要な指導を行う栄養士が確保されているものであること。

エ　調理業務に従事する者の大半は，当該業務について相当の経験を有するものであること。

オ　調理業務従事者に対して，定期的に，衛生面及び技術面の教育又は訓練を実施するものであること。

カ　調理業務従事者に対して，定期的に，健康診断及び検便を実施するものであること。

キ　不当廉売行為等健全な商習慣に違反する行為を行わないものであること。

特別養護老人ホームの設備及び運営に関する基準
（平成 11 年 3 月 31 日厚生省令第 46 号）最終改正：平成 30 年 1 月 18 日厚生労働省令第 4 号

（食事）
第 17 条　特別養護老人ホームは，栄養並びに入所者の心身の状況及び嗜好を考慮した食事を，適切な時間に提供しなければならない。

2　特別養護老人ホームは，入所者が可能な限り離床して，食堂で食事を摂ることを支援しなければならない。

（食事）
第 38 条　ユニット型特別養護老人ホームは，栄養並びに入居者の心身の状況及び嗜好を考慮した食事を提供しなければならない。

2　ユニット型特別養護老人ホームは，入居者の心身の状況に応じて，適切な方法により，食事の自立について必要な支援を行わなければならない。

3　ユニット型特別養護老人ホームは，入居者の生活習慣を尊重した適切な時間に食事を提供するとともに，入居者がその心身の状況に応じてできる限り自立して食事を摂ることができるよう必要な時間を確保しなければならない。

4　ユニット型特別養護老人ホームは，入居者が相互に社会的関係を築くことができるよう，その意思を尊重しつつ，入居者が共同生活室で食事を摂ることを支援しなければならない。

養護老人ホームの設備及び運営に関する基準
（昭和 41 年 7 月 1 日厚生省令第 19 号）最終改正：平成 30 年 8 月 2 日厚生労働省令第 102 号

（食事）
第 17 条　養護老人ホームは，栄養並びに入所者の心身の状況及び嗜好を考慮した食事を，適切な時間に提供しなければならない。

養護老人ホームの設備及び運営に関する基準について（平成 12 年 3 月 30 日老発第 307 号）

5　食事（基準第 17 条）
食事の提供は，次の点に留意して行うものとする。
(1)　食事の提供について
入所者の心身の状況・嗜好に応じて適切な栄養量及び内容とすること。
また，入所者の自立の支援に配慮し，できるだけ離床して食堂で行われるよう努めなければならないこと。
(2)　調理について
調理は，あらかじめ作成された献立に従って行うとともに，その実施状況を明らかにしておくこと。
また，病弱者に対する献立については，必要に応じ，医師の指導を受けること。
(3)　適時の食事の提供について
食事時間は適切なものとし，夕食時間は午後 6 時以降とすることが望ましいが，早くても午後 5 時以降とすること。
(4)　食事の提供に関する業務の委託について
食事の提供に関する業務は特別養護老人ホーム自らが行うことが望ましいが，栄養管理，調理管理，材料管理，施設等管理，業務管理，衛生管理，労働衛生管理について施設自らが行う等，当該施設の施設長が業務遂行上必要な注意を果たし得るような体制と契約内容により，食事サービスの質が確保される場合には，当該施設の最終的責任の下で第三者に委託することができること。
(5)　居室関係部門と食事関係部門との連携について
食事提供については，入所者の嚥下や咀嚼の状況，食欲など心身の状態等を当該入所者の食事に的確に反映させるために，居室関係部門と食事関係部門との連絡が十分とられていることが必要であること。
(6)　栄養食事相談
入所者に対しては適切な栄養食事相談を行う必要があること。
(7)　食事内容の検討について
食事内容については，当該施設の医師又は栄養士（入所定員が 40 人を超えない特別養護老人ホームであって，栄養士を配置していない施設においては連携を図っている他の社会福祉施設等の栄養士）を含む会議において検討が加えられなければならないこと。

軽費老人ホームの設備及び運営に関する基準について（平成 20 年 5 月 30 日老発 0530002 号）

5　食事
食事の提供は，次の点に留意して行うものとする。
(1)　食事の提供について
入所者の心身の状況，嗜好に応じて，適切な栄養量，内容及び時間に提供すること。
また，一時的な疾病等により，食堂において食事をす

ることが困難な入所者に対しては，居室において食事を提供するなど，必要な配慮を行わなければならないこと。

(2)　調理について

調理は，あらかじめ作成された献立に従って行うとともに，その実施状況を明らかにしておくこと。

また，病弱者に対する献立については，必要に応じ，協力医療機関等の医師の指導を受けること。

(3)　食事の提供に関する業務の委託について

食事の提供に関する業務は，軽費老人ホーム自らが行うことが望ましいが，栄養管理，調理管理，材料管理，施設等管理，業務管理，衛生管理，労働衛生管理について施設自らが行う等，当該施設の施設長が業務遂行上必要な注意を果たし得るような体制と契約内容により，食事サービスの質が確保される場合には，当該施設の最終的責任の下で第三者に委託することができること。

(4)　居室関係部門と食事関係部門との連携について

食事提供については，入所者の嚥下や咀嚼の状況，食欲などの心身の状態等を当該入所者の食事に的確に反映させるために，居室関係部門と食事関係部門との連絡が十分とられていることが必要であること。

(5)　栄養食事相談について

入所者に対しては，適切な栄養食事相談を行う必要があること。

労働安全衛生規則（昭和47年9月30日労働省令第32号）最終改正：令和2年7月1日厚生労働省令第134号

（食堂）

第629条　事業者は，第614条本文に規定する作業場においては，作業場外に適当な食事の設備を設けなければならない。ただし，労働者が事業場内において食事をしないときは，この限りでない。

（食堂及び炊事場）

第630条　事業者は，事業場に附属する食堂又は炊事場については，次に定めるところによらなければならない。

1　食堂と炊事場とは区別して設け，採光及び換気が十分であつて，そうじに便利な構造とすること。

2　食堂の床面積は，食事の際の一人について，1平方メートル以上とすること。

3　食堂には，食卓及び労働者が食事をするためのいすを設けること（いすについては，坐食の場合を除く。）。

4　便所及び廃物だめから適当な距離のある場所に設けること。

5　食器，食品材料等の消毒の設備を設けること。

6　食器，食品材料及び調味料の保存のために適切な設備を設けること。

7　はえその他のこん虫，ねずみ，犬，猫等の害を防ぐための設備を設けること。

8　飲用及び洗浄のために，清浄な水を十分に備えること。

9　炊事場の床は，不浸透性の材料で造り，かつ，洗浄及び排水に便利な構造とすること。

10　汚水及び廃物は，炊事場外において露出しないように処理し，沈でん槽（そう）を設けて排出する等有害とならないようにすること。

11　炊事従業員専用の休憩室及び便所を設けること。

12　炊事従業員には，炊事に不適当な伝染性の疾病にかかつている者を従事させないこと。

13　炊事従業員には，炊事専用の清潔な作業衣を使用させること。

14　炊事場には，炊事従業員以外の者をみだりに出入りさせないこと。

15　炊事場には，炊事場専用の履（はき）物を備え，土足のまま立ち入らせないこと。

（栄養の確保及び向上）

第631条　事業者は，事業場において労働者に対し給食を行なうときは，当該給食に関し，栄養の確保及び向上に必要な措置を講ずるように努めなければならない。

（栄養士）

第632条　事業者は，事業場において，労働者に対し，1回100食以上又は1日250食以上の給食を行なうときは，栄養士を置くように努めなければならない。

2　事業者は，栄養士が，食品材料の調査又は選択，献立の作成，栄養価の算定，廃棄量の調査，労働者のし好調査，栄養指導等を衛生管理者及び給食関係者と協力して行なうようにさせなければならない。

事業附属寄宿舎規程

（昭和22年10月31日労働省令第7号）最終改正：令和2年12月22日厚生労働省令第203号

第24条　常時30人以上の労働者を寄宿させる寄宿舎には，食堂を設けなければならない。但し，寄宿舎に近接した位置に労働安全衛生規則（昭和47年労働省令第32号）第629条の規定による事業場の食堂がある場合においては，この限りでない。

第26条　1回300食以上の給食を行う場合には，栄養士をおかなければならない。

索　引

〔編著者〕　　　　　　　　　　　　　　　　　　　　（執筆分担）

逸見　幾代（へんみ　いくよ）　沖縄大学健康栄養学部　教授　　　第1章1，第2章4

平林　眞弓（ひらばやし　まゆみ）　山陽女子短期大学　教授　　　第2章1，2

〔著　者〕（執筆順）

長田　早苗（おさだ　さなえ）　女子栄養大学短期大学部　准教授　　　第1章2，第6章

井上　典代（いのうえ　のりよ）　相模女子大学短期大学部　准教授　　　第2章3，第7章4

渡邉　隆子（わたなべ　たかこ）　昭和学院短期大学　教授　　　第3章，第4章1.1，1.3，1.4

大原　栄二（おおはら　えいじ）　大手前大学健康栄養学部　准教授　　　第4章1.2

本間　祐子（ほんま　ゆうこ）　相模女子大学栄養科学部　講師　　　第5章1

松藤　泰代（まつふじ　やすよ）　元純真短期大学　　　第5章2

田中　弘美（たなか　ひろみ）　北陸学院大学短期大学部　准教授　　　第7章1，3

井部奈生子（いべ　なおこ）　戸板女子短期大学　准教授　　　第7章2，5，6

藤井　文子（ふじい　ふみこ）　広島修道大学健康科学部　教授　　　第7章7，8

布川　育子（ぬのかわ　いくこ）　光塩学園女子短期大学　教授　　　第8章

大森　聡（おおもり　あきら）　富山短期大学　准教授　　　第9章

Nブックス

改訂 給食の運営 ―栄養管理・経営管理―

2017年（平成29年） 9 月30日	初版発行～第 2 刷	
2020年（令和 2 年） 3 月25日	改訂版発行	
2022年（令和 4 年） 1 月 5 日	改訂第 3 刷発行	

編著者	逸 見 幾 代
	平 林 眞 弓
発行者	筑 紫 和 男
発行所	株式会社 建 帛 社
	KENPAKUSHA

〒112-0011 東京都文京区千石 4 丁目 2 番15号
TEL（03）3944 - 2611
FAX（03）3946 - 4377
https://www.kenpakusha.co.jp/

ISBN 978-4-7679-0663-8　C3047
Ⓒ逸見幾代・平林眞弓ほか，2017，2020.
（定価はカバーに表示してあります）

中和印刷／常川製本
Printed in Japan